临床用药与药物管理

LINCHUANG YONGYAO YU YAOWU GUANLI

朱来清　等 主编

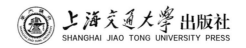

上海交通大学 出版社
SHANGHAI JIAO TONG UNIVERSITY PRESS

内容提要

本书共6章，首先介绍了药事管理相关内容；然后对临床广泛应用的重要药物进行汇总，包括神经系统疾病常用药物、循环系统疾病常用药物、泌尿系统疾病常用药物、内分泌系统疾病常用药物，以及肿瘤用药，详细介绍了其化学结构、理化性质、体内过程、药理作用、药物相互作用、临床应用与评价，并结合临床用药中的实际问题，提供有关药物的用法与用量、不良反应、注意事项、配伍用药等内容。本书适合临床药师及各科医务工作者参考使用。

图书在版编目（CIP）数据

临床用药与药物管理 / 朱来清等主编. --上海 ：
上海交通大学出版社，2021
ISBN 978-7-313-25750-5

Ⅰ．①临… Ⅱ．①朱… Ⅲ．①临床药学②药品管理
Ⅳ．①R97②R954

中国版本图书馆CIP数据核字（2021）第223505号

临床用药与药物管理
LINCHUANG YONGYAO YU YAOWU GUANLI

主　　编：朱来清 等
出版发行：上海交通大学出版社　　　　　地　　址：上海市番禺路951号
邮政编码：200030　　　　　　　　　　　电　　话：021-64071208
印　　制：广东虎彩云印刷有限公司
开　　本：710mm×1000mm 1/16　　　　经　　销：全国新华书店
字　　数：213千字　　　　　　　　　　印　　张：12.25
版　　次：2023年1月第1版　　　　　　　插　　页：2
书　　号：ISBN 978-7-313-25750-5　　　印　　次：2023年1月第1次印刷
定　　价：198.00元

编委会

主　编

朱来清　郭忠杰　杨　骅　杜中英

由金银

副主编

郗　峰　单玲玲　殷津津　龚海燕

刘虎军　刘林夕

编　委（按姓氏笔画排序）

由金银　朱来清　刘林夕　刘虎军

杜中英　杨　宁　杨　骅　陈　玲

单玲玲　郗　峰　殷津津　郭忠杰

龚海燕

■ 主编简介

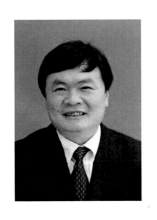

朱来清

男，1969年生，副主任药师。毕业于济宁医学院临床医学专业，现就职于山东省济宁市第一人民医院，担任药剂科副主任；兼任济宁市医学会药事管理专业委员会副主任委员、中国医药教育协会移动医疗委员会委员、山东省医院协会药事管理专业委员会委员、山东省执业药师协会药物安全评价专业委员会委员等职务。曾多次获单位"先进个人""优秀员工"等荣誉称号。发表论文8篇，出版著作2部，获国家专利2项，承担科研课题3项。

　　临床药学作为现代医院药学的核心，是一门以患者利益为中心，运用药学专业理论技术与临床实践相结合，确保患者用药安全、有效、经济、适宜的应用性学科。随着社会的发展，医学技术的进步，人们对医疗卫生及健康的需求越来越高。药学学科正在飞速发展，中药、化学药与生物制品的新药研发也日新月异。近年来，新药品不断涌现，药品数量急剧增加，用药的复杂性也越来越高，用药引起的社会问题也越来越多。药害事件和药源性疾病接连发生，对药师而言，要求不再满足于仅仅为患者提供安全有效的药物，而且要求提供安全有效的药物治疗。因此临床医师必须不断学习，更新知识，交流临床用药经验，熟悉和掌握新的药理学进展，才能跟上医学发展的步伐，更好地为患者服务。为了临床医药工作者系统掌握和查阅临床药物学知识，在临床实践中为合理用药提供有指导意义的科学依据，我们编写了《临床用药与药物管理》一书。

　　本书共6章，首先介绍了药事管理相关内容；然后对临床广泛应用的重要药物进行汇总，包括神经系统疾病常用药物、循环系统疾病常用药物、泌尿系统疾病常用药物、内分泌系统疾病常用药物，以及肿瘤用药，详细介绍了其化学结构、理化性质、体内过程、药理作用、药物相互作用、临床应用与评价，并结合临床用药中的实际问题，提供有关药物的用法与用量、不良反应、注意事项、配伍用药等内容。本书重点突出了临床药物治疗的合理化与规范化，内容全面，结构严谨，可供广大临床药师及各科医师阅读参考。

由于水平有限和编写时间仓促,书中难免有疏漏或不当之处,敬请广大读者提出宝贵意见。

《临床用药与药物管理》编委会
2021 年 7 月

C_{ontents} 目 录

第一章

药事管理

第一节　特殊药品管理

一、麻醉药品和精神药品的管理

2005年8月3日,国务院发布《麻醉药品和精神药品管理条例》,该条例自2005年11月1日起施行,1987年11月28日国务院发布的《麻醉药品管理办法》和1988年12月27日国务院发布的《精神药品管理办法》同时废止。《麻醉药品和精神药品管理条例》对麻醉药品和精神药品的品种范围、生产、供应、使用,以及违反这些规定所应承担的法律责任做了规定。

(一)麻醉药品和精神药品目录

2005年9月27日,国家市场监督管理总局、公安部、卫生健康委员会联合公布了麻醉药品和精神药品品种目录,包括麻醉药品121种、第一类精神药品52种、第二类精神药品78种。根据国务院公布的《麻醉药品和精神药品管理条例》有关规定,麻醉药品和精神药品是指列入麻醉药品目录、精神药品目录的药品和其他物质。

国家对麻醉药品和精神药品品种目录实行动态管理。如果上市销售但尚未列入目录的药品和其他物质或者第二类精神药品发生滥用,已经造成或者可能造成严重社会危害的,国务院药品监督管理部门应当及时会同国务院公安部门、国务院卫生主管部门将该药品和该物质列入目录或者将该第二类精神药品调整为第一类精神药品。

(二)麻醉药品和精神药品的生产

国家根据麻醉药品和精神药品的医疗、国家储备和企业生产所需原料的需要确定需求总量,对麻醉药品药用原植物的种植、麻醉药品和精神药品的生产实行总量控制。

国务院药品监督管理部门根据麻醉药品和精神药品的需求总量制订年度生产计划。

国务院药品监督管理部门和国务院农业主管部门根据麻醉药品年度生产计划制订麻醉药品药用原植物年度种植计划。

从事麻醉药品、第一类精神药品生产及第二类精神药品原料生产的企业,应当经所在地省、自治区、直辖市人民政府药品监督管理部门初步审查,由国务院药品监督管理部门批准;从事第二类精神药品制剂生产的企业,应当经所在地省、自治区、直辖市人民政府药品监督管理部门批准。

(三)麻醉药品和精神药品的经营

国家对麻醉药品和精神药品实行定点经营制度。

国务院药品监督管理部门应当根据麻醉药品和第一类精神药品的需求总量,确定麻醉药品和第一类精神药品的定点批发企业布局,并应当根据年度需求总量对布局进行调整、公布。

跨省、自治区、直辖市从事麻醉药品和第一类精神药品批发业务的企业,应当经国务院药品监督管理部门批准;在本省、自治区、直辖市行政区域内从事麻醉药品和第一类精神药品批发业务的企业,应当经所在地省、自治区、直辖市人民政府药品监督管理部门批准。专门从事第二类精神药品批发业务的企业,应当经所在地省、自治区、直辖市人民政府药品监督管理部门批准。

(四)麻醉药品和精神药品的使用

科学研究、教学单位需要使用麻醉药品和精神药品开展实验、教学活动的,应当经所在地省、自治区、直辖市人民政府药品监督管理部门批准,向定点批发企业或者定点生产企业购买。限量单位的级别标准按国家市场监督管理总局规定办理。

医疗机构需要使用麻醉药品和第一类精神药品的,应当经所在地的市级人民政府卫生主管部门批准,取得麻醉药品、第一类精神药品购用印鉴卡。医疗机构应当凭印鉴卡向本省、自治区、直辖市行政区域内的定点批发企业购买麻醉药品和第一类精神药品。医疗机构应当按照国务院卫生主管部门的规定,对本单位执业医师进行有关麻醉药品和精神药品使用知识的培训、考核,考核合格的,授予麻醉药品和第一类精神药品处方资格。执业医师取得麻醉药品和第一类精神药品的处方资格后,方可在本医疗机构开具麻醉药品和第一类精神药品处方,单张处方的最大用量应当符合国务院卫生主管部门的规定。

医疗机构应当对麻醉药品和精神药品处方进行专册登记,加强管理。麻醉药品处方至少保存 3 年,精神药品处方至少保存 2 年。

二、医疗用毒性药品和放射性药品的管理

(一)医疗用毒性药品的管理

1.医疗用毒性药品的定义和品种

医疗用毒性药品指毒性剧烈、治疗剂量与中毒剂量相近,使用不当会致人中毒或死亡的药品。

我国有关部门规定医疗用毒性药品的管理品种中,毒性中药有 27 种,毒性西药有 11 种。

2.医疗用毒性药品的生产

医疗用毒性药品年度生产、收购、供应和配制计划,由省、自治区、直辖市药品监督管理部门根据医疗需要制订,下达给指定的医疗用毒性药品生产、收购、供应单位,并抄报国家市场监督管理总局和国家中医药管理局。生产单位不得擅自改变生产计划自行销售。

药品生产企业必须由医药专业人员负责生产、配制和质量检验,并建立严格的管理制度。严防与其他药品混杂。每次配料,必须经 2 人以上复核无误,并详细记录每次所用原料和成品数。经手人要签字备查。所用工具、容器要处理干净,以防污染其他药品,标示量要准确无误,包装容器要有毒性药物标志。

凡加工炮制毒性中药,必须按照《中华人民共和国药典》或者省、自治区、直辖市药品监督管理部门制定的《炮制规范》的规定进行。炮制药材符合药用要求的,方可供应、配方和用于中成药生产。

3.医疗用毒性药品的经营和使用

医疗用毒性药品的收购、经营由各级药品监督管理部门指定的药品经营单位负责;配方业务由指定的药品零售企业、医疗单位负责。其他任何单位或者个人均不得从事医疗用毒性药品的收购、经营和配方业务。

医疗单位供应和调配医疗用毒性药品,凭医师签名的正式处方;指定的药品零售企业供应和调配医疗用毒性药品,凭盖有医师所在的医疗单位公章的正式处方。每次处方剂量不得超过 2 天极量。

调配处方时,必须认真负责,计量准确,按医嘱注明要求,并由配方人员及具有执业药师或药师以上技术职称的复核人员签名盖章后方可发出。对处方未注明“生用”的毒性中药,应当附炮制品。如发现处方有疑问时,须经原处方医师重新审定后再行调配。处方一次有效,取药后处方保存 2 年备查。

(二)放射性药品的管理

1.放射性药品的定义和品种范围

放射性药品是指用于临床诊断或者治疗的放射性核素制剂或者其标记药物,包括裂变制品、堆照制品、加速器制品、放射性核素发生器及其配套药盒、放射免疫分析药盒等。《中华人民共和国药典》2005 年版收载 17 种放射性药品。

2.放射性药品的生产和经营管理

放射性药品生产、经营企业,必须向中国核工业集团公司报送年度生产、经营计划,并抄报国家市场监督管理总局。

国家根据需要,对放射性药品实行合理布局,定点生产。申请开办放射性药品生产、经营的企业,应在取得中国核工业集团公司的同意后,方可按照有关规定办理筹建手续。

放射性药品生产企业生产已有国家标准的放射性药品,必须经国家市场监督管理总局取得中国核工业集团公司同意后审核批准,并发给批准文号。凡是改变已批准的生产工艺路线和药品标准的,生产单位必须按原报批程序经国家市场监督管理总局批准后方能生产。

放射性药品的生产、供销业务由中国核工业集团公司统一管理。放射性药品的生产、经营单位和医疗单位凭省、自治区、直辖市药品监督管理部门发给的《放射性药品生产企业许可证》《放射性药品经营企业许可证》,医疗单位凭省、自治区、直辖市公安、环保和药品监督管理部门联合发给的《放射性药品使用许可证》,申请订货。

3.放射性药品的使用管理

持有《放射性药品使用许可证》的医疗单位,在研究配制放射性制剂进行临床验证前,应当根据放射性药品的特点,提出该制剂的药理、毒性等材料,由省、自治区、直辖市药品监督部门批准,并报国家市场监督管理总局备案,该制剂只限本单位内使用。持有《放射性药品使用许可证》的医疗单位,必须负责对使用的放射性药品进行临床质量检验、收集药品不良反应等项工作,并定期向所在地药品监督管理部门报告。由省、自治区、直辖市药品监督管理部门汇总后,报国家市场监督管理总局。

放射性药品使用后的废物(包括患者排出物),必须按照国家有关规定妥善处置。

放射性药品的检验由中国药品生物制品检定所或者经授权的药品检验所承担。

第二节 新药管理

新药管理是科技成果中的一种特殊管理,也是药品管理中的一个重要组成部分。由于药品是人们与疾病作斗争的重要工具,与人们的生命健康有密切关系,一个新药是否真正达到安全、有效的标准,必须提供足够的科学数据和资料加以证明并经国家卫生行政部门严格审查,批准后才能正式生产、销售和使用。因此,我国和世界上许多国家对新药管理都有明确规定,也就是对新药管理的立法。为此,研究开发新药不仅要有一定的技术力量和物质条件,而且还必须熟悉新药的管理内容和审批程序。

一、新药的概念和分类

(一)新药的概念

世界各国对新药的定义和管理范围均有明确的法律规定,其表述各不相同,但其总的精神是一致的。我国《新药审批办法》第一章总则中规定:"新药系指我国未生产过的药品。已生产的药品,凡增加新的适应证,改变给药途径和改变剂型的都属新药范围。""我国未生产过的药品"包括:①我国特制的新药,如抗疟药青蒿素、抗肿瘤药斑蝥素等;②国外已有生产而我国仿制的药品,如抗肝炎药马洛替酯、镇吐药恩丹西酮;③用生产过的原料药组成的新处方药(复方制剂)等。已上市的药品,如因增加新的适应证、改变给药途径和改变剂型的,为说明其原有药品的质量特性没有改变,也需要提供充分的研究资料加以确证,故也列入新药管理范围。

(二)新药的分类

从药政管理角度看,我国新药的分类,其具体差别很大。比如一个创新的药品和一个已经上市的药物增加新的适应证、改变剂型或改变给药途径的新药相比较,它们所研究的内容和申报资料,显然相差甚远。人们对于一个创新的新药性能的了解远不够深入,需要对其进行全面研究,以提供尽可能多的资料用于分析、评价和审批;而对于已经上市多年的老药改变剂型或改变给药途径,或增加适应证的新药,人们对其已有相当的认识,只要与原药做对照就可以了。因此根据新药的具体情况,分类管理是十分必要的。我国中、西新药各分为5类,具体分类如下。

1.中药

第一类:①中药材的人工制成品。②新发现的中药材。③中药材新的药用部位。

第二类:①改变中药传统给药途径的新制剂。②天然药物中提取的有效部位。应与第一类中提到的"中药材新的药用部位"相区别。

第三类:新的中药制剂(包括古方、秘方、验方和改变传统处方组成者)。

第四类:改变剂型但不改变给药途径的中成药。

第五类:增加适应证的中成药。

2.西药

第一类:①我国创制的原料药品及其制剂(包括天然药物中提取的及合成的有效单体及其制剂)。②国外未批准生产,仅有文献报道的原料药品及其制剂。

第二类:国外已批准生产,但未列入国家药典的原料药品及其制剂。

第三类:①西药复方制剂。②中西药复方制剂。

第四类:①天然药物中已知有效单体用合成或半合成方法制取者。②国外已批准生产,并已列入国家药典的原料药及其制剂。③改变剂型或改变给药途径的药品。④属卫生健康委员会进口并已在国内使用的品种。⑤盐类药物,为改变其溶解度、提高稳定性而改变其酸根或碱基者,或改变金属元素形成新的金属化合物,但不改变其治疗作用者。⑥已批准的药物,属于光学结构改变的(如消旋体改变为光学活性体)或由多组分提纯为较少组分,以提高疗效、降低毒性,但都不改变原始治疗作用者。

第五类:增加适应证的药品。

二、新药的临床前研究

根据新药评价、审批程序,将新药研究工作分为临床前研究和临床研究两大部分。这里将介绍临床前研究的主要内容。

(一)新药的药学研究

主要包括工艺路线、结构确证、质量稳定性和质量标准等研究。

1.工艺路线

由合成、半合成、天然药物中提取的单体或组分,均要说明其制备工艺、路线的依据并附参考资料;如为制剂,应详细叙述制备工艺及在制备贮存过程中可能产生的降解产物。

2.结构确证

采用元素、红外、核磁、质谱等确证结构。若为高分辨质谱,可免做元素分析。

3.稳定性研究

为了保证药物的安全、有效、稳定,必须探讨药物的变化条件、途径、速度和机制,找出延缓变化过程的方法。制订出合适的有效期,因此新药申请必须申报有关稳定性的资料。

4.制订质量标准

应根据生产工艺中可能带入的杂质,有针对性地进行检查(如不良反应产物、分解物、未反应的原料中间体、异构体、残留溶剂)。制剂含量测定方法最好与原料药统一,采用同一方法。一种制剂中如有含量均匀度、含量溶出度、含量测定,三者测定方法应尽量统一。

(二)药理、毒理研究

新药临床前药理研究包括主要药效学研究、一般药理学研究、药代动力学研究。

1.主要药效学研究

应根据新药的不同药理作用,按该类型药品评价药效的研究方法和判断标准进行。原则是:①新药的主要药效作用应当用体内和体外两种试验方法获得证明。各种试验均应有空白对照和已知药品对照。②应当有两种以上剂量及不同的给药方法。溶于水的物质应做静脉注射。

2.一般药理研究

一般药理研究包括神经系统、心血管系统及呼吸系统的药理研究。如为复方,则要求证明在药效和毒副作用方面具有一定的优点。

3.药代动力学研究

药代动力学研究主要研究新药的吸收速率、吸收程度,在体内重要器官的分布和维持情况,以及排泄的速率和程度等。通过这方面的研究以提供新药的生物利用度、体内半衰期、血药浓度、特殊亲和作用、蓄积作用等资料。这对早期临床选择适宜剂量和给药方案,具有重要价值。

4.毒理学研究

毒理学研究主要明确新药的毒性强度、毒性发展过程,是否可逆,以及有关的预防措施。为估计人的耐受剂量范围,选择临床使用最佳剂量,提示临床可能出现的中毒反应及其可能的毒副作用。毒理学研究包括全身毒性、局部毒性、特殊毒性和药品依赖性试验等。

通过上述研究,应当对临床前的药理、毒理作出明确的结论和评价,突出说明新药的药效、主要的药理和毒理作用；提出临床适用的范围；指出该药在临床研究中可能出现的不良反应及应重点观察的不良反应。

三、新药的报批程序

新药的审批与其他科研成果的鉴定有着明显的区别。报批新药分两个阶段进行，一是新药临床研究审批阶段，二是新药生产审批阶段。

（一）新药临床研究审批阶段

新药临床前基础研究结束后，先向所在省、自治区、直辖市卫生厅（局）的药政管理处提出该新药的临床研究申请，填写新药临床研究申请表。同时按新药类别报送相应类别所规定的资料，并附上样品，由卫生厅（局）初审后转报卫生健康委员会审批，除麻醉药品、精神药品、放射性药品、计划生育药品外的其他第四、五类新药可直接由上述省、市卫生厅（局）审批临床研究的申请，抄报卫生健康委员会备案。

新药临床研究申请取得卫生部门同意后，按批准权限，再由卫生健康委员会或卫生厅（局）指定的医院进行审批。新药研制单位要与卫生行政部门指定的医院签订临床研究合同，免费提供药品（包括对照用药品），并承担临床研究所需的一切费用。非卫生行政部门指定的医院所做的临床研究材料，不能作为新药的临床研究资料，只能作为参考。

（二）新药生产审批阶段

新药临床研究结束后，如需生产必须向所在省、自治区、直辖市卫生厅（局）提出申请，报送有关文件和样品，经审查同意后报卫生健康委员会，由卫生健康委员会审核批准，发给新药证书及批准文号。

研制单位若不具备生产条件，可凭新药证书进行技术转让。接受技术转让的生产单位可凭新药证书副本，向省卫生厅（局）提出生产的申请并提供样品，经检验合格后，由卫生厅（局）转报卫生健康委员会审核，发给批准文号。

第一、二类新药批准后，一律为试生产 2 年，试产品只供医疗单位使用及省、自治区、直辖市新药特药商店零售，其他各类新药批准后，一律为正式生产。新药在试生产期间内，生产单位要继续考查药品质量和稳定性；药检部门要经常监督抽样检验，原临床单位要继续考察新药疗效和毒副作用，发现问题要及时报告，如有严重毒副反应或疗效不确定者，卫生健康委员会可停止其试生产、销售和使用。

新药试生产期满，生产单位可向省、自治区、直辖市卫生厅（局）提出转为正式生产的报告，经审查批准，发给正式生产的批准文号。逾期不报告者，取消原批准文号。

四、新药的报批和技术转让

(一)新药的保护

为保护新药研究和生产单位的成果,促进新药的发展,凡卫生健康委员会批准的新药,其他生产单位未得到原研制单位的技术转让,在以下时限内不得移植生产新药。以下时间均以新药证书颁发之日算起。

第一类新药 8 年(含试生产期 2 年);第二类新药 6 年(含试生产期 2 年);第三类新药 4 年;第四类新药 3 年。

(二)新药的技术转让

新药的技术转让必须签订转让合同。受让方接受研制单位的新药证书副本后,转让方负责将全部技术无保留地转交受让方,并保证生产出质量合格的产品。研制单位如需再次进行技术转让,必须向所在省卫生行政部门申请,经审查后转报卫生健康委员会,经卫生健康委员会同意,可再发给新药证书副本。关于若干单位联合研制的新药进行转让时,持有新药证书副本的研制负责单位,必须取得其他参与联合研制单位的同意。

接受技术转让的单位必须持有《药品生产企业许可证》。申请生产该新药时,应按《新药审批办法》的程序办理,除报送有关资料外,还必须附有技术转让合同(影印件)和新药证书副本。若属准字号品种,还要附有省级药品生产主管部门的意见。

接受技术转让单位申请生产新药,如为国内首次生产,应按程序由卫生健康委员会批准生产并发给批准文号。如为卫生健康委员会已批准生产并发给批准文号的品种,则由省级卫生厅审批,抄报卫生健康委员会备案。批准生产后,新药证书副本由生产单位保存。接受技术转让单位无权再进行技术转让。

第三节　有效期药品管理

普通药品在正常的贮藏条件下多能较长期地保持其有效性,但是有些药品如抗生素、生物制品、生化制品、某些化学药品和放射性同位素等,即使保存的很合理,符合贮藏条件,过了一定时期,有些效价降低,有些毒性增高,以致无法继续使用。为了充分保证药品的质量和用药的安全,根据其稳定性试验和实践对此类药品分别规定了有效期。

毫无疑问,药品的有效期是与贮存条件密切相关的。因此,此类药品既要严格按照指定的贮藏条件保管,又要在规定的有效期内使用,两者缺一不可。如果忽视外界环境因素对药品的影响,不遵守规定的贮藏条件,那么即使未到失效期,药品却已变质或效价降低;反之,若能创造良好的贮藏条件,则虽超过了有效期,由于延缓了其失效速度,有时药效降低较小,尚有可能利用。因此,对此类药品必须采取有效的保管措施。

一、药品有效期概念

药品的有效期是指药品在一定的贮藏条件下能保证其质量的期限。通常有效期应在直接包装药品的容器上或外包装上标明。

药品的有效期应根据药品的稳定性不同,通过稳定性实验研究和留样观察,合理制订。药品新产品的有效期可通过稳定性试验或加速试验先制订出暂行期限,待留样观察、积累充分数据后再进行修订。

由于各地、各药厂的生产条件不同,产品质量不同,因而同一品种的有效期也不完全一致,所以药品有效期应以产品包装上的标示为准。随着生产条件的不断改善,药品质量不断提高,药品有效期也不断改变和延长。应当指出,药品的有效期也是药品质量的一个指标,因此,凡《中华人民共和国药典》和卫生健康委员会规定的药品有效期,各地均应遵照执行。

二、药品生产批号与有效期的关系

药品的批号是用来表示药品生产日期的一种编号,常以同一次投料、同一生产工艺所生产的产品作为一个批号。批号的标示法,卫生健康委员会曾有统一的规定,即批号内容包括日号和分号,标注时日号在前,分号在后,中间以短横线相连。日号一律规定为 6 位数字,如 1993 年 4 月 1 日生产的日号为 930401;10 月 15 日生产的为 931015。

分号的具体表示方法由生产单位根据生产的品种、投料、检验、包装、小组代号等自行确定。例如 1993 年 8 月 19 日生产的第三批,即标为 930819-3。每一品种同天投料作为 1 日号;每投料 1 次作为一分号。可表解如下式:

$$
\begin{array}{cccc}
93 & 08 & 19\text{-}3 \\
\text{年} & \text{月} & \text{日} \quad \text{分号} \\
\hline
& \text{日号} &
\end{array}
$$

药品的批号,对于药品保管和管理具有特殊的意义:①识别药品的新旧程度,掌握药品存放时间的长短。②推算药品的有效期或失效期。③代表一批药品的质量,药品的抽样检验、外观检查、合格与否的判定,均以批号为单位进行处理。

三、药品有效期的标示法

1995 年 11 月卫药发(1995)第 77 号文件对药品有效期有如下规定:药品有效期的计算是从药品的生产日期(以生产批号为准)算起,药品标签应列有有效期的终止日期。有效期制剂的生产应采用新原料。正常生产的药品,一般从原料厂调运到制剂厂,应不超过 6 个月,制剂的有效期一般不应超过原料药有效期;少数特种制剂有实验数据证明较原料药稳定者,可适当延长有效期。但有效期的标示至今尚未完全标准化,为便于识别,将常见的标示法介绍如下。

(1)直接标明有效期为某年某月某日,即明确表明有效期的终止日期,这种标示很易辨认,国内多数生产厂家都采用此法。若标明有效期为某年某月,如有效期为 1996 年 10 月,即指该药可用到 1996 年 10 月 31 日。

(2)直接标明失效期为某年某月某日,如失效期为 1995 年 9 月 30 日,即表示此产品可用到 1995 年 9 月 29 日;若表明失效期为某年某月,如失效期为1995 年 6 月,即该药可使用到 1995 年 5 月 31 日。

(3)只表明有效期年数,此种表示须根据批号推算,如批号为 910514,有效期 3 年,指可使用到 1994 年 5 月 31 日。推算方法是从药品出厂日期或按出厂期批号的下一个月 1 日算起,即从 1991 年 6 月 1 日算起,如有效期 3 年,则到1994 年 5 月 31 日止。

(4)进口产品失效期的标示很不统一,各国有自己的习惯书写法。大致而论,欧洲国家是按日—月—年顺序排列的(如 8/5/71);美国产品是按月—日—年排列的(如 Nov.1,92);日本产品按年—月—日排列的(如 89—5);苏联产品有时用罗马数字代表月份(如 Ⅵ.85)。在标明失效期的同时,一般尚注有制造日期,因此可以按制造日期来推算有效期。例如制造日期为 15/5/91,即表示1991 年 5 月 15 日生产。失效期:Five years from date of manufacture,表示由制造起 5 年内使用,可用到 1996 年 5 月 14 日。

四、有效期药品的管理要点

(一)计划采购

在编制采购计划时,要调查研究,掌握有效期药品消耗数据,再根据当年的医疗需要,周密制订。尽量防止计划的偏大或偏小,以免形成积压浪费或不足缺货,影响医疗。

(二)认真验收

入库验收时,大量的应分批号,按箱、按件清点;少量的则按盒、按支清点。逐批在单据上注明有效期或失效期,并应检查其外包装标志和小包装标签的内容(如品名、效价单位、规格、含量、批号、有效期)是否一致。

(三)账物建卡

有效期药品入库后,应建立相应的专账和专卡,注明批号、有效期、存放地点等,便于定期进行账物的检查核对。库房已实行计算机管理的,也应按上述内容输入计算机,以便核对。有效期长者至少每季检查1次,有效期短者或近有效期者应逐月检查。到有效期的药品,应根据《药品管理法》第34条的规定执行:过期不得再使用。

(四)存放有序

按照有效期的长短,分别排列存放,对有效期做出明显的标志,并应严格按规定的贮存条件进行保管。

(五)近有效期先出,近有效期先用

调拨有效期药品要加速运转。

第四节　药品经营监督

不论是药品批发企业,还是药品零售企业,其药品经营条件、经营行为都对药品质量、合理用药及群众用药的安全性、有效性具有重要影响。因此,为了保证药品经营质量,保证人体用药安全,药品监督管理部门必须对药品批发者、零售者的经营条件和经营行为进行监督和规范。

一、药品零售企业监督要点

药品零售企业通过药品零售活动,使药品进入消费领域,直接进入顾客手中,用于防病治病、康复保健等。由于它的服务对象主要是患者,不同于一般的消费者,因此,药品零售企业药品质量的好坏,直接关系到千家万户,关系到人民群众的身体健康和生命安危。监管工作中应重点加强以下3个方面的监督。

（一）对人员的监督

按照《药品管理法》的规定，开办药品经营企业必须具有依法经过资格认定的药学技术人员。所谓"依法经过资格认定"是指国家正式大专院校毕业及经过国家有关部门考试考核合格后发给执业药师或专业技术职务证书的药学技术人员，因此，要求药品零售企业做到以下几点。

（1）药品零售企业负责人必须具有药学或相应专业知识、现代化科学管理知识和一定药品经营实践经验的人员。

（2）零售企业应配备执业药师或相应的专业技术职称人员，并根据经营规模和经营商品类别，分别设有药师、中药师、药剂士、中药士或配备经县级以上药品监督管理部门审查登记的专职药工人员。

（3）专业技术人员应占企业从药职工总数的 30％；企业应有执业药师或主管(中)药师负责质量，零售中药饮片、中成药要有中药师、中药士以上人员或连续从事中药调剂工作 20 年以上人员负责调剂复核；从事药品质量管理、检验、营业保管等工作人员必须经过有关部门培训，持证上岗。其他人员要经过专业培训考核才能上岗。

（4）企业直接接触药品的人员，应每年进行严格体检，并建立档案，凡患有传染病、皮肤病及精神病者应调离接触药品的岗位。

（二）对经营条件的监督

对药品零售企业经营条件的监督，主要包括六个方面的内容。

（1）营业场所的大小，按经营规模及经营范围而定。经营中、西成药，中药饮片及医疗器械，店堂面积一般应＞80 m²；经营中、西成药及医疗器械，店堂面积一般应＞50 m²。经营需低温保存的药品，店堂内要有冷藏设备。

（2）营业场所应宽敞、明亮、整洁，布局合理，定位科学，装饰美观大方。药品广告宣传应符合有关规定。

（3）橱窗、柜台、货架应满足经营的需要。

（4）药品必须分类陈列，柜组标志醒目。做到药品与非药品分开，内服药与外用药分开，人用药与兽用药分开，西药与中成药分开，一般药与易串味药分开，低温保存药必须放入冷藏设备，危险、特殊、贵重药品有专库或专柜存放。

拆零药品应集中存放于拆零专柜，盛器应保持原包装标签。

二类精神药品要专人管理，专账记录。毒性、麻醉中药必须专人、专库(柜)、专账，由双人双锁保管。危险品应储存于符合安全要求的专用场所。

库存药品要按批号顺序存放。不合格药品应单独存放，并有明显标志。对质量有疑问或存放达 5 年的品种应及时抽样送检,并做详细记录,保证库存药品的质量完好。

(5)药品仓储库房一般应＞50 m²,高度＞4 m,库内实物体积与库容比＜70%。

(6)药品仓储库房内要避光、避风、阴凉、干燥,符合药品养护条件;要有防虫、防鼠、防潮、防水、防霉烂变质及防污染的措施;要有符合要求的防水、防盗措施;要有通风、降温及监控温、湿度的设施;要有特殊保管药品的保管设施。

(三)对药品质量管理的监督

重点监督 4 个环节。

1.进货渠道的监督

零售企业购进药品,应按照规定从合法渠道进货,进货前必须审查供货企业的合法资格及销售人员的资格;购进药品的合同应有明确的质量条款;首次经营的品种,必须经质量部门认可后方可购进。

2.药品入库验收的监督

应按规定的标准对购进的药品进行验收,对药品外观质量、包装及规定的包装标识认真进行检查。药品必须查验注册商标、批准文号和生产批号,以及供货单位,写出明确的验收结论,并有完整、规范的验收记录。进口药品除按规定进行验收外,应有加盖供货单位红色印章的口岸药检所检验报告复印件,进口药品要有必要的中文标识。凡不符合规定质量要求和有问题的药品不得入库、销售,并及时将情况反映给质量部门。验收合格的药品必须按规定做好入库验收记录。

3.药品养护的监督

对在库的药品,按《药品经营质量管理规范》的要求做好养护工作,防止过期失效、霉烂变质。凡过期失效、霉烂变质的药品不得上柜销售,应立即放入不合格药品区内集中销毁,并做好不合格药品记录。

4.药品销售的监督

药品经营企业不得向无药品生产许可证、药品经营许可证或无医疗机构执业许可证的单位以偿还债务、货款的方式为其无证经营提供药品;不得向任何单位和个人提供柜台、摊位、发票、纳税及证、照等,不得为其经营药品提供条件,不得出租、出借、转让药品经营许可证;在药品购销活动中,发现假劣药品或质量可疑药品的,必须及时报告当地药品监督管理部门。不得自行销售或退、换货处理。

上岗人员应准时到岗,收方发药应该核对品名、规格,处方所列药品不得擅自更改或代用,对有配伍禁忌和超剂量的处方,必须经医师更改或重新鉴定后方可办理;中药饮片配方要实行双人核对制度,配方人和核对人均应在处方上签章。调剂人员应熟悉所售药品的性能、规格,坚持问病发药、卖药问病,正确介绍药品的性能、用途、用法、用量、禁忌、不良反应及注意事项。特殊管理的药品应按有关规定经营和管理。

药品拆零销售时,环境、工具及包装品应清洁卫生,并写明药名、规格、用法、用量、药店名称等内容。

对顾客意见或问题跟踪了解,做到"件件有交代,桩桩有答复",要认真处理由质量问题引起的投诉。

二、药品批发企业监督要点

药品批发企业是药品生产、使用的中间媒介,担负着繁荣药品市场、保障药品供给的使命,是药品监督管理的一个重要组成部分。严格按照有关药品监督管理的法律、法规,切实加强药品流通领域的质量管理,使药品批发企业由原来的传统型、经验型向法制化、科学化转变,提高药品经营管理水平,保障广大人民的用药安全性和有效性。根据《药品管理法》和《药品经营质量管理规范》的规定和要求,药品监管部门对药品批发企业重点监督以下几方面。

(一)人员与机构的监督

1.关键岗位人员资格的监督

企业负责人、质检机构负责人、化验室负责人为质量控制关键岗位,其任职资格必须具备现代科学管理知识及相应的专业技术知识和专业技术职称或执业资格要求。

大型批发企业质量控制关键岗位的人员应具有执业药师或具有主管药师(主管中药师)或相应(相关)专业工程师以上技术职称;小型企业质量控制关键岗位的人员应具有药师(中药师)或相应(相关)专业助理工程师以上技术职称。

2.质量监控人员比例的监督

从事药品质量管理、检验、验收、养护和计量工作的人员,必须具备高中以上文化水平或中级以上业务人员证书,人数不得少于企业职工总数的4%。

3.人员培训的监督

从事药品质量管理、检验、验收工作人员必须经过培训并经省级以上药品监督管理部门组织考核,合格后持证上岗;药品经营、保管、养护、计量工作人员必须经过培训,考核合格后上岗。

(二)硬件设施的监督

1.营业场所的监督

企业的营业场所应宽敞、明亮、清洁,柜台及货架结构严密,与经营规模相适应。

2.仓库环境的监督

企业仓库内、外环境良好。仓库选点应远离居民区,无大量粉尘、有害气体和污水等严重污染源;库房地势应高,地质坚固、干燥;库区应平坦整洁、无积水、无垃圾,沟道畅通,种植的花、草、树等应不易长虫。

3.库区分布的监督

仓库应分为储存作业区(如库房、货场、保管员工作室)、辅助作业区(如质检室、养护室、分装室)、办公生活区(如办公室、宿舍、汽车库、食堂、厕所、浴室)。辅助作业区和办公生活区不得对储存作业区造成污染,应保持一定距离或有必要时隔离。

4.库房分类的监督

一般管理要求,仓库应划分以下专库(区)并设有明显标志:待验库(区)、合格品库(区)、不合格品库(区)、发货库(区)、退货库(区)。

按药品储存温度、相对湿度管理要求,分冷库、阴凉库、常温库,库房内相对湿度一般应保持在45%～75%。

按特殊药品管理要求,分麻醉药品库、一类精神药品库、医疗用毒性药品库、放射性药品库(包括专用设施)。

按药品分类管理要求,分处方药库(区)、非处方药库(区)。

5.仓库设施的监督

仓库应有下列设备和设施,并保持完好:温、湿度测定仪,冷库及阴凉库有温、湿度调控设备,适当材料做成的底垫,避光设施,防虫防鼠设施,通风排水设施,符合安全要求的照明设施及消防设施。

6.药品化验室的监督

不同类型药品批发企业必须具备与经营规模相适应的化验室。大型药品批发企业化验室面积要求 200 m² 以上,能开展化学测定、仪器分析、卫生学检查、抗生素效价测定等;中型药品批发企业化验室面积要求 100 m² 以上,能开展化学测定、仪器分析、卫生学检查等;小型药品批发企业化验室面积要求 50 m² 以上,能开展化学分析、一般仪器分析等。

7.药品验收养护室的监督

药品批发企业应建立药品验收养护室,供验收、养护人员抽验药品时使用,并配备适当检验仪器。大、中、小型企业所要求面积分别为 60 m²、40 m²、20 m²。

(三)经营质量管理制度和程序的监督

1.管理制度的监督

药品批发企业必须制定以下质量管理制度,并对制度执行情况进行检查、考核、记录:业务经营质量管理制度;首次经营品种的质量审核制度;药品的质量验收、保管、养护及出库复核制度;特殊管理药品和贵重品种的管理制度;有效期药品管理制度;不合格药品管理制度;退货药品管理制度;质量事故报告制度;用户访问制度;质量信息管理制度;计量管理制度;产品标准管理制度;各级质量责任制;质量否决权制度;卫生管理制度。

2.进货管理的监督

对首次供货单位必须确认其法定资格和履行合同的能力。索取产品质量标准,必要时应对产品和企业质量保证体系进行调查,签订质量保证协议。未设置化验室的企业不得从生产企业直接购进药品。首次经营的品种必须由业务部门填写经营审批表,征求企业质量部门意见并经企业法人代表或负责人批准。

购进的原料药和制剂产品必须有注册商标、批准文号和生产批号。购进地道中药材、中药饮片应标明产地和生产单位。

特殊药品的采购,必须按照国家有关特殊药品的管理规定进行。

药品包装和标志必须符合有关规定和储运要求。

直接进口药品有口岸药检所报告书。非直接进口药品有供货单位提供的口岸药检所检验报告复印件,并加盖该单位红色印章。

3.质量验收与检验的监督

质量验收员要依据有关标准及合同条款对药品质量进行逐批验收,并有记录。对地道中药材要检查产地;中药饮片要检查产地,加工及调出单位,并予以记录。各项检查、验收记录应完整规范。在验收合格药品的入库凭证、付款凭证上签章。

从工厂购入的首批药品需做内在质量检测,除可自行检测的项目外,其他项目向工厂索取化验或测试报告。

进口药品依据有关部门授权的口岸药检所检验报告书验收,有验收记录。

制定并执行化验、检测制度。滴定液、精密仪器、计量器具设有管理台账,定期检定并有检定记录。

化验有原始记录,符合数据准确、内容真实、字迹清楚等要求,并保存 3 年。

建立药品质量档案,研究处理药品质量问题。

保管员熟悉药品的质量性能及贮存条件,凭验收员签章的入库凭证验收。对质量异常、包装不牢、标志模糊的药品应拒收。

4.销售监督

不得将药品售给无证照或证照不全的药品经营单位和无医疗机构执业许可证的单位。

不得向无证照单位以偿还债务、货款的方式为其无证经营提供药品。

不得向任何单位和个人提供经营柜台、摊位、发票、纳税及证照等,不得为其经营药品提供条件,不得出租、出借、转让药品经营许可证。

在药品购销活动中,发现假劣药品或质量可疑药品的,必须及时报告当地药品监督管理部门,不得自行销售或退、换货处理。

销售麻醉药品、精神药品、医疗用毒性药品、放射性药品、危险品必须是国家指定的单位,按限量的规定向指定使用单位供应,并设专人负责。

对用户意见或问题跟踪了解,做到"件件有交代,桩桩有答复"。

三、麻醉药品经营企业监督要点

麻醉药品经营企业是麻醉药品供应的唯一合法渠道,加强麻醉药品经营企业的监督管理,是各级药品监督管理部门的一项重要工作。

(一)人员的监督

(1)企业法人应有较强的法制观念,掌握麻醉药品经营相关法规和麻醉药品使用政策,熟悉麻醉药品经营管理工作。

(2)专职供应、储运和管理人员应具有责任心强、政治素质好、业务熟悉并能对下一级经营单位进行业务指导的能力。

(3)供应麻醉药品时,必须认真执行备案制有关规定,计划供应品种不得超过审批数量,认真审核购买单位的印鉴卡和购买人身份证。

(二)仓储和设备、设施的监督

(1)设有麻醉药品专用仓库,面积与经营规模相适应。

(2)麻醉药品专用仓库应为砖混或钢混结构的无窗建筑,基本设施牢固,具有抗撞击能力,装有钢制保险房门,双门双锁,备有防盗、防火、报警装置,并与"110"联网。

(三)制度与管理的监督

(1)应建立采购、供应、验收、储存、保管、运输、退货、报损、安全管理、丢失、被盗案件报告和 24 小时值班制度。

（2）经营麻醉药品应设有专人、专账、专章,实现双人双锁、双人验收(发)、双人复核,账物必须相符。

（3）及时编制麻醉药品需求计划并上报,按要求完成国家规定的麻醉药品经营统计工作,做到数字准确、上报及时,麻醉药品购、销、调、存等业务要实现计算机管理。

四、药品仓储管理

"十要求"药品仓储管理的好坏,直接影响药品质量。对药品仓储条件和保管措施都有具体的要求,归纳如下。

（1）要求仓库周围环境整洁,地势干燥,无粉尘、有害气体及污水等严重污染源。

（2）要求库区内不得种植易长虫的花草、树木,地面平坦、整洁、无积水、无垃圾、沟道畅通。

（3）要求仓库根据不同功能划分不同区域,如储存作业区、辅助作业区、生活区等。其中,辅助作业区和生活区应与储存作业区保持一定距离或有隔离措施。

（4）要求库房内墙壁和顶棚表面光洁,地面平整、无缝隙,门窗结构严密。

（5）要求库与库之间有充分间距,装卸货物的货场应有顶棚。

（6）要求具备与经营规模相适应、符合药品性能要求的各类仓库或设备,其中,冷库、阴凉库、常温库都应该控制在规定温度范围内;仓库相对湿度一般应保持在 45%～75%。

（7）要求麻醉药品、一类精神药品、医疗用毒性药品、放射性药品、贵细中药材和危险品有专用库或专门设施。指定双人双锁管理,专账记录。

（8）要求药品按其质量性能要求分类储存。

（9）要求仓库划分以下专库(区)并设有明显标志(实行色标管理):待验库(区)、合格品库(区)、不合格品库(区)、发货库(区)、退货库(区)。

（10）要求仓库具有下列设备和设施,并保持完好:温、湿度测定仪,冷库及阴凉库有温、湿度调控设备,适当材料做成的底垫,避光设施,防虫防鼠设施,通风排水设施,符合安全要求的照明设施及消防设施。

五、药品分类管理后的流通监督要点

药品分类管理是一项涉及药品监督管理、医疗卫生体制、医疗保险制度、广告管理、价格管理、医药产业政策等改革的系统工程,关联面广,情况复杂,难度

大。作为药品监督部门,如何加强药品分类管理后的流通监督,是当前和今后药品监督管理工作中的一项重要内容。按照国家药品监督管理局颁布的《处方药与非处方药流通管理暂行规定》,将监督要点归纳为4方面。

(一)严格对药品生产销售和批发销售的监督管理

实行药品分类管理后要更加严格并强化对药品生产销售和批发销售的监督管理。

(1)证、照管理:要求处方药、非处方药的生产销售、批发销售业务必须由具有药品生产许可证、药品经营许可证的药品生产企业、药品批发零售企业经营。

(2)药品生产企业、批发企业必须按照分类管理、分类销售的原则和规定,按照合法的渠道向相应的具有合法经营资格的药品零售企业和医疗机构销售处方药药品和非处方药药品,双方的销售记录、进货记录按有关药品监督管理规定留存备查。

(3)药品生产、批发企业不得以任何方式直接向患者推荐、销售处方药药品。

(二)严格零售处方药和甲类非处方药的条件及行为

(1)销售处方药和甲类非处方药的零售药店必须具有药品经营许可证。销售处方药药品和甲类非处方药药品的零售药店必须配备驻店执业药师。药品经营许可证和执业药师证书应悬挂在醒目、易见的地方。执业药师或相应的药学技术人员应佩带标明其姓名、执业资格或技术职称内容的胸卡。

(2)处方药必须凭医师处方销售、购买和使用。执业药师必须对医师处方进行审核、签字后依据处方正确调配、销售药品,对处方不得擅自更改和代用。对有配伍禁忌和超剂量的处方,应当拒绝调配、销售。必要时经处方医师更正或重新签字方可调配、销售。

(3)甲类非处方药可不凭医师处方销售、购买和使用,但患者可以要求在执业药师的指导下进行购买和使用。执业药师应对患者的自我药疗提供科学、合理、客观、可靠的用药指导。对不适合自我药疗的患者,执业药师应提出寻求医师治疗的意见。

(4)处方药不允许采用开架自选销售、电话销售、邮寄销售等方式,暂不允许采用网上销售方式。

(5)处方药药品、非处方药药品不得采用有奖销售、附赠药品和礼品等销售方式。

(6)零售药店必须从具有药品经营许可证、药品生产许可证的药品批发企业、药品生产企业采购处方药及非处方药,并按有关药品监督管理规定保存采购记录备查。

（7）经批准允许销售乙类非处方药的普通商业企业不得销售处方药和甲类非处方药。

（三）严格加强对特殊管理的药品的监督管理

药品分类管理后对特殊药品的监督管理政策不变。国家实行特殊管理的处方药的生产销售、批发销售、调配、使用仍按有关法律、法规执行。

（四）在可控制的前提下可以适当调整非处方药的零售监管政策

（1）没有限制非处方药的开架销售方式。

（2）在对条件、登记批准程序及经营行为等方面进行控制下，允许普通商业企业销售乙类非处方药药品。

六、采购药品监督要点

药品经营、使用单位在购进药品时，对药品供货单位的资格、药品质量合格证明、药品其他标识等内容要进行验收和检查，这是保证药品安全有效的非常重要的环节，也是保证药品质量、维护消费者合法权益的重要措施。采购药品主要应做好以下 4 个方面的工作。

（一）选择合法的购药渠道

药品经营、使用单位在购进药品时只能选择具有药品生产许可证的生产企业和具有药品经营许可证的经营企业作为自己的供应商，除此之外的非法来源的药品要予以拒绝。

（二）验明药品的有关批准证明文件和合格证明

合格的药品首先必须合法。合法的药品就必须是由依法取得药品生产许可证的企业生产的，且必须获得国家药品标准文号。如是新药，必须有国家新药证书；如是中药保护品种，必须具有中药保护品种证书；如是国家强制要求限期通过药品生产管理规范认证的品种，生产企业还必须获得国家药品监督管理局的药品生产管理规范认证证书。其次是要有合格证明。药品出厂时，企业必须批批检验，购进药品时要索取生产企业的质检报告书或者生产企业所在地的药检所的检验报告书；如是进口药品，要验明和核实进口药品注册证和口岸检验或抽查检验报告书。

（三）验明药品其他标识

验明药品其他标识即对药品的包装、说明书和外观性状进行检查。检查药品包装是否适合药品的运输和贮存及有无破损，检查最小包装单位是否印有或附有说明书；说明书内容是否符合有关要求，如对照药品质量标准，检查药品名称是否和标准一致,说明书中关于药品用法、用量,特别是禁忌和不良反应的标注是否详细、准确;药品的外观、性状有无异常;进口药品还要有中文包装和说明书,特殊药品还要有特殊药品标识。

(四)验收不符合规定要求的,不得购进

发现药品可能有重大质量问题的,要向当地药品监督管理部门报告或送当地药检所检验。

第二章

神经系统疾病常用药物

第一节 中枢兴奋药

中枢兴奋药指能选择性地兴奋中枢神经系统,提高其功能活动的一类药。当中枢神经处于抑制状态或功能低下、紊乱时使用。这类药物主要作用于大脑皮质、延脑和脊髓,具有一定程度的选择性。

中枢兴奋药的选择性作用与剂量有关,如使用剂量过大可引起惊厥、中枢神经抑制及昏迷,严重者可致死,而所引起的昏迷状态不能用中枢兴奋药解救。为防止用药过量引起中毒,一般应交替使用几种中枢兴奋药,严格控制剂量及用药间隔时间,并应密切观察病情,一旦出现烦躁不安、反射亢进、面部及肢体肌肉抽搐,应立即减量或停药,或改用其他药。

一、尼可刹米

(一)剂型规格

注射液:1.5 mL∶0.375 g;2 mL∶0.5 g;1 mL∶0.25 g。

(二)适应证

本品用于中枢性呼吸抑制及各种原因引起的呼吸抑制。

(三)用法用量

皮下注射、肌内注射、静脉注射。成人常用量:1 次 0.25～0.5 g,必要时 1～2 小时重复用药,极量 1 次 1.25 g。小儿常用量:6 个月以下 1 次 75 mg,1 岁 1 次 0.125 g,4～7 岁 1 次 0.175 g。

(四)注意事项

(1)作用时间短暂,应视病情间隔给药。

(2)本药对呼吸肌麻痹者无效。

(3)易诱发卟啉症急性发作。

(五)不良反应

(1)常见面部刺激征、烦躁不安、抽搐、恶心、呕吐等。

(2)可能出现血压升高、心悸、出汗、面部潮红、呕吐、震颤、心律失常、惊厥，甚至昏迷。

(六)禁忌证

(1)抽搐及惊厥患者。

(2)小儿高热而无中枢性呼吸衰竭时。

(七)药物相互作用

(1)与其他中枢兴奋药合用，有协同作用，可引起惊厥。

(2)本药与鞣酸、有机碱的盐类及各种金属盐类配伍，均可能产生沉淀。

(3)遇碱类物质加热可水解。

(八)药物过量

药物过量时表现为兴奋不安、精神错乱、恶心、呕吐、头痛、出汗、抽搐、呼吸急促，同时可出现血压升高、心悸、心律失常、呼吸麻痹，甚至死亡。防治措施：①出现惊厥时，可注射苯二氮䓬类或小剂量硫喷妥钠或苯巴比妥等控制病情。②静脉滴注10%葡萄糖注射液，促进排泄。③给予对症治疗和支持治疗。

二、戊四氮

(一)剂型规格

注射液:1 mL：0.1 g;3 mL：0.3 g。

(二)适应证

本品用于急性传染病、巴比妥类和麻醉药中毒引起的呼吸抑制及急性循环衰竭。

(三)用法用量

肌内注射、皮下注射。1次0.05～0.1 g，每2小时1次，极量1天0.3 g。静脉注射以1～2分钟注入0.1 g的速度缓慢注入。

(四)注意事项

孕妇及哺乳期妇女慎用，12岁以下儿童慎用。

(五)不良反应

剂量较大时能引起反射亢进、惊厥。应立即停药。

(六)禁忌证

急性心内膜炎、主动脉瘤、吗啡或普鲁卡因中毒。

(七)药物过量

药物过量时表现为狂躁、焦虑不安,亦有呕吐,反射亢进,以致出现阵挛性及肌强直性惊厥。惊厥后出现昏迷、高热和肺水肿,最终导致中枢性呼吸衰竭。防治措施:洗胃、输液、利尿,以加快药物排泄,并依病情给予对症治疗和支持治疗。

三、士的宁

(一)剂型规格

注射液:1 mL：1 mg;1 mL：2 mg。片剂:1 mg。

(二)适应证

本品用于巴比妥类中毒、偏瘫、瘫痪及因注射链霉素引起的骨骼肌松弛、弱视等。

(三)用法用量

皮下注射,1 次 1～3 mg,1 天 3 次。口服,每次 1～3 mg,1 天 3 次;对抗链霉素引起的骨骼肌松弛,每次 1 mg,1 天 1 次。极量:皮下注射,1 次 5 mg。

(四)注意事项

本品排泄缓慢,有蓄积作用,不宜太长时间使用。

(五)不良反应

可出现惊厥、呼吸肌痉挛和呼吸运动受限。如出现惊厥,可立即静脉注射戊巴比妥 0.3～0.4 g,或用较大量的水合氯醛灌肠。如出现呼吸麻痹,须人工呼吸。

(六)禁忌证

(1)高血压、动脉硬化、肝功能不全、肾功能不全、癫痫、突眼性甲状腺肿、破伤风者忌用。

(2)吗啡中毒时慎用本品。

(3)孕妇及哺乳期妇女、儿童、老年患者禁用。

(七)药物过量

药物过量时表现:初期表现为烦躁不安、抽搐、呼吸加快、颈肌和面肌有僵硬感、瞳孔缩小。严重中毒时,延髓麻痹,心脏及呼吸抑制,甚至死亡。防治措施:将中毒者置于安静而黑暗的房间,避免声音及光线刺激。如有抽搐发生,给予镇静药。如口服本品中毒时,等患者安静后以 0.1% 高锰酸钾液洗胃,输液并视病情给予相应的对症治疗和支持治疗。

四、一叶萩碱

(一)剂型规格

注射液:1 mL:4 mg。

(二)适应证

本品用于治疗小儿麻痹症及其后遗症、面神经麻痹,对神经衰弱、低血压、自主神经功能紊乱所引起的头晕及耳鸣、耳聋等有一定疗效。

(三)用法用量

皮下或肌内注射:成人1次8～16 mg,1天1次,2周为1个疗程。小儿按成人用量的1/4给药。

(四)注意事项

注射时注意不可注入血管。

(五)不良反应

注射后可发生荨麻疹、疼痛、局部刺痒、感染、肿胀等反应,部分患者有心悸、头痛。应对症治疗,停药后可自愈。

(六)药物过量

过量使用可导致惊厥。静脉注射戊巴比妥0.3～0.4 g,或用较大量的水合氯醛灌肠。如出现呼吸麻痹,须人工呼吸。

五、多沙普仑

(一)剂型规格

注射液:1 mL:20 mg;5 mL:100 mg。

(二)适应证

本品用于解救麻醉药、中枢抑制药引起的中枢抑制。

(三)用法用量

静脉注射:按体重1次0.5～1 mg/kg,不超过1.5 mg/kg,如需重复给药,至少间隔5分钟。每小时用量不宜超过300 mg。静脉滴注:按体重1次0.5～1 mg/kg,临用前加葡萄糖氯化钠注射液稀释至1 mg/mL静脉滴注,直至获得疗效,总量不超过1天3 g。

(四)注意事项

(1)用药时常规测定血压和脉搏,以防止药物过量。

(2)于给药前和给药后半小时测动脉血气,及早发现气道堵塞及高碳酸血症患者是否有二氧化碳蓄积或呼吸性酸中毒。

（3）静脉注射漏到血管外或静脉滴注时间太长,均能导致血栓静脉炎或局部皮肤刺激。

（4）剂量过大时,可引起心血管不良反应,如血压升高、心率加快,甚至出现心律失常。

（5）静脉滴注速度不宜太快,否则可引起溶血。

（6）用药期间,禁止给予可碱化尿液的药物。

（7）突然出现低血压和呼吸困难加重应停药。

（8）以下情况慎用:孕妇及 12 岁以下儿童;严重心动过速、心律失常者;心力衰竭尚未纠正者;气道阻塞、胸廓塌陷、呼吸肌轻瘫、气胸等引起的呼吸功能不全者;急性支气管哮喘发作或有发作史者;肺栓塞及神经肌肉功能失常导致的呼吸衰竭患者。

（五）不良反应

（1）头痛、无力、呼吸困难、心律失常、恶心、呕吐、腹泻及尿潴留、胸痛、胸闷、血压升高、用药局部发生血栓性静脉炎等。

（2）少见出现精神错乱、呛咳、眩晕、畏光、出汗、感觉奇热等。

（3）大剂量时可引起腱反射亢进、肌肉震颤、喉痉挛、血压升高等反应。

（六）禁忌证

对本药过敏者;甲状腺功能亢进者;嗜铬细胞瘤患者;惊厥、癫痫、重度高血压或冠心病患者;脑血管病、脑外伤、脑水肿者;严重肺部疾病者。

（七）药物相互作用

（1）本品能促进儿茶酚胺的释放增多,在全麻药（氟烷、异氟烷等）停用 10～20 分钟,才能使用。

（2）本品与咖啡因、哌甲酯、肾上腺素受体激动药等合用产生协同作用。

（3）本品与单胺氧化酶抑制剂丙卡巴肼及升压药合用时,可使血压明显升高。

（4）与碳酸氢钠合用,本品的血药浓度升高,毒性作用增强。

（5）与肌肉松弛药合用可掩盖本品的中枢兴奋作用。

（八）药物过量

药物过量时表现为心动过速、心律失常、高血压、焦虑不安、震颤、谵妄、惊厥、反射亢进。防治措施:视病情给予相应的对症治疗和支持治疗。可短期静脉给予巴比妥类药物对抗,必要的时候可给氧和使用复苏器。

六、咖啡因

(一)剂型规格

片剂:30 mg。安钠咖(苯甲酸钠咖啡因)注射液:每支含咖啡因 0.12 g 与苯甲酸钠 0.13 g(1 mL);含咖啡因 0.24 g 与苯甲酸钠 0.26 g(2 mL)。咖溴合剂(巴氏合剂):200 mL 中含安钠咖 0.05~2 g 及溴化钠(或溴化钾)1~10 g。

(二)适应证

本品用于解救因急性感染中毒和催眠药、麻醉药、镇痛药中毒引起的呼吸、循环衰竭;与溴化物合用,使大脑皮质的兴奋、抑制过程恢复平衡,用于治疗神经官能症;与阿司匹林、对乙酰氨基酚制成复方制剂用于治疗一般性头痛;与麦角胺合用治疗偏头痛;用于治疗小儿多动症(注意力缺陷综合征);防止未成熟新生儿呼吸暂停或阵发性呼吸困难。

(三)用法用量

1.口服

常用量,1 次 0.1~0.3 g,1 天 0.3~1 g;极量,1 次 0.4 g,1 天 1.5 g。

2.解救中枢抑制

肌内注射或皮下注射安钠咖注射液,常用量,皮下或肌内注射,1 次 1~2 mL,1 天 2~4 mL;极量,皮下或肌内注射,1 次 3 mL,1 天 12 mL。

3.调节大脑皮质活动

口服咖溴合剂,每次 10~15 mL,1 天 3 次,饭后服。

(四)注意事项

(1)本药长期服用可出现药物依赖性,应用时应注意。

(2)成人致死量为 10 g,有死于肝昏迷的报道。

(3)哺乳期妇女慎用。

(五)不良反应

偶有过量服用,可致恶心、头痛或失眠,长期过多服用可出现头痛、紧张、激动和焦虑。

(六)禁忌证

胃溃疡的患者、孕妇禁用。

(七)药物相互作用

(1)与口服避孕药合用,咖啡因的清除率减慢。

(2)与异烟肼、甲丙氨脂合用可提高咖啡因的脑组织内浓度达 55%,从而增加本品疗效,降低肝、肾的药物浓度。

(3)与麻黄碱合用可产生协同作用。

(八)药物过量

(1)常见呕吐、上腹疼痛等消化道症状。

(2)对视觉系统的影响为可出现畏光、眼前闪光、复视、弱视、视野缩小。

(3)对神经系统的影响为可出现头晕、耳鸣、烦躁、恐惧、失眠、精神紊乱、震颤、谵妄、幻觉等。

(4)可出现多尿、肌颤、心率增快及期前收缩等。

(5)严重中毒可出现心率加快、血压下降、呼吸困难、惊厥、瞳孔缩小、光反射消失,最终呼吸衰竭致死。

七、细胞色素 C

(一)剂型规格

注射液:2 mL:15 mg。

(二)适应证

本品为细胞呼吸激动药,可用于慢性阻塞性肺疾病伴低氧血症的辅助治疗;用于组织缺氧急救的辅助治疗,如一氧化碳中毒、氰化物中毒、催眠药中毒、严重休克期缺氧、新生儿窒息、脑震荡后遗症、脑血管意外、麻醉、肺部疾病引起的呼吸困难,心脏疾病引起的心肌缺氧。

(三)用法用量

静脉注射或静脉滴注:成人每次 15~30 mg,1 天 30~60 mg。儿童用量酌情减量。静脉注射时,用 25% 葡萄糖注射液 20 mL 混匀,缓慢注射;或用 5%~10% 葡萄糖注射液或生理盐水稀释后静脉滴注。

(四)注意事项

(1)用药前需做过敏试验。

(2)治疗一经终止,再用药时须做皮内过敏试验,阳性反应者禁用。

(3)严禁与酒同时服用。

(五)不良反应

偶见皮疹等变态反应及消化道反应。本品无毒性,但可引起变态反应,也可因制剂不纯,混有热原而引起热原反应。

(六)禁忌证

对本品过敏者禁用。

第二节　催眠、镇静、抗惊厥药

一、巴比妥类

(一)苯巴比妥

1.剂型规格

片剂:每片 15 mg;30 mg;100 mg。注射剂:每支 0.1 g。

2.作用用途

本品属长效催眠药,具有镇静、催眠、抗惊厥、抗癫痫作用。与解热镇痛药合用可增加其镇痛作用,还可用于麻醉前给药,也可用于治疗新生儿高胆红素血症。

3.用法用量

(1)口服:镇静、抗癫痫,每次 0.015~0.03 g,每天 3 次。催眠,睡前服 0.03~0.09 g。

(2)肌内注射(钠盐):抗惊厥,每次 0.1~0.2 g,必要时 4~6 小时重复1次,极量 0.2~0.5 g。麻醉前给药,术前 0.5~1 小时,肌内注射 0.1~0.2 g。

4.注意事项

(1)可见头晕、嗜睡等,久用可产生耐受性及成瘾性,多次连用应警惕蓄积中毒。

(2)少数患者可发生变态反应。

(3)用于抗癫痫时不可突然停药,以免引起癫痫发作。

(4)肝、肾功能不全者慎用。

(5)密闭避光保存。

(二)异戊巴比妥

1.剂型规格

片剂:每片 0.1 g。胶囊剂:每粒 1 g。注射剂:每支0.1 g;0.25 g,0.5 g。

2.作用用途

本品为中效巴比妥类催眠药,作用快而持续短。临床主要用于镇静、催眠、抗惊厥,也可用于麻醉前给药。

3.用法用量

(1)口服:催眠,于睡前半小时服 0.1~0.2 g。镇静,每次 0.02~0.04 g。极量:每次 0.2 g,每天0.6 g。

(2)静脉注射或肌内注射(钠盐):抗惊厥,每次 0.3～0.5 g。极量:每次 0.25 g,每天 0.5 g。

4.注意事项

(1)肝功能严重减退者禁用。

(2)本品久用可产生耐受性、依赖性。

(3)老年人或体弱者使用本品可能产生兴奋、精神错乱或抑郁,注意减少剂量。

(4)注射速度过快易出现呼吸抑制及血压下降,应缓慢注射,每分钟不超过 100 mg,小儿不超过 60 mg/m²,并严密监测呼吸、脉搏、血压,有异常应立即停药。

(5)不良反应有头晕、困倦、嗜睡等。

(三)司可巴比妥

1.剂型规格

胶囊剂:每粒 0.1 g。注射剂:50 mg;100 mg。

2.作用用途

本品为短效巴比妥类催眠药,作用快,持续时间短(2～4 小时),适用于失眠者,也可用于抗惊厥。

3.用法用量

成人:①口服。催眠,每次 0.1 g;极量,每次 0.3 g。镇静,每次 30～50 mg,每天 3～4 次。麻醉前给药,每次 0.2～0.3 g,术前 1～2 小时服用。②肌内注射。催眠,每次 0.1～0.2 g。③静脉注射。催眠,每次50～250 mg。镇静,每次 1.1～ 2.2 mg/kg。抗惊厥,每次 5.5 mg/kg,需要时每隔 3～4 小时重复注射,静脉注射速度不能超过每 15 秒 50 mg。

4.注意事项

(1)严重肝功能不全者禁用。

(2)老年人及体弱者酌情减量。

(3)久用本品易产生耐受性、依赖性。

二、其他催眠药

(一)格鲁米特

1.剂型规格

片剂:每片 0.25 g。

2.作用用途

本品主要用于催眠,服后 30 分钟可入睡,持续 4～8 小时。对于夜间易醒和焦虑、烦躁引起的失眠效果较好,可代替巴比妥类药物,或与巴比妥类药物交替使用,可缩短快波睡眠时相,久用之后停药能引起反跳,故不宜久用。还可用于麻醉前给药。

3.用法用量

口服:①催眠,每次 0.25～0.5 g。②镇静,每次 0.25 g,每天 3 次。③麻醉前给药,前 1 晚服0.5 g,麻醉前 1 小时再服 0.5～1 g。

4.注意事项

有时出现恶心、头痛、皮疹等。久用能致依赖性和成瘾性。

(二)水合氯醛

1.剂型规格

(1)溶液剂:10％溶液 10 mL。

(2)水合氯醛合剂:由水合氯醛 65 g,溴化钠65 g,琼脂糖浆 500 mL,淀粉20 g,枸橼酸0.25 g,浓薄荷水 0.5 mL,蒸馏水适量共同配成 1 000 mL 溶液。

2.作用用途

本品具有催眠、镇静、抗惊厥作用。多用于神经性失眠、伴有显著兴奋的精神病及破伤风痉挛、士的宁中毒等。临床主要用于催眠,特别是顽固性失眠及其他药物无效时。

3.用法用量

(1)口服:临睡前 1 次口服 10％溶液 10 mL。以水稀释 1～2 倍后服用或服其合剂(掩盖其不良臭味和减少刺激性)。

(2)灌肠:抗惊厥,将 10％溶液 15～20 mL 稀释 1～2 倍后一次灌入。

4.注意事项

(1)胃炎、消化性溃疡患者禁用,严重肝、肾、心脏病患者禁用。

(2)本品致死量在 10 g 左右,口服 4～5 g 可引起急性中毒,可见到针尖样瞳孔,其他症状类似巴比妥类药物中毒。

(3)长期应用可产生依赖性和成瘾性,突然停药可出现谵妄、震颤等戒断症状。

(4)本品刺激性较大,易引起恶心、呕吐。

(5)偶见过敏,如红斑、荨麻疹、湿疹样皮炎等,偶尔会发生白细胞减少。

(三)咪达唑仑

1.剂型规格

片剂:每片 15 mg。注射剂:每支 5 mg(1 mL);15 mg(3 mL)。

2.作用用途

本品具有迅速镇静和催眠作用,还具有抗焦虑、抗惊厥和肌肉松弛作用。本品适用于治疗各种失眠症,特别适用于入睡困难及早醒者,亦可作为术前及诊断时的诱眠用药。

3.用法用量

(1)成人。

口服:①失眠症,每晚睡前 7.5~15 mg。从低剂量开始,治疗时间为数日至 2 周。②麻醉前给药,每次 7.5~15 mg,麻醉诱导前 2 小时服用。③镇静、抗惊厥,每次 7.5~15 mg。

肌内注射:术前用药,一般为 10~15 mg(0.1~0.15 mg/kg),术前 20~30 分钟给药。可单用,也可与镇痛药合用。

静脉给药:①全麻诱导,0.1~0.25 mg/kg,静脉注射。②全麻维持,分次静脉注射,剂量和给药间隔时间取决于患者当时的需要。③局部麻醉或椎管内麻醉辅助用药,0.03~0.04 mg/kg,分次静脉注射。④重症患者镇静,先静脉注射 2~3 mg,再以 0.05 mg/(kg·h)静脉滴注维持。

(2)老年人:推荐剂量为每天 7.5 mg,每天 1 次。

(3)儿童:肌内注射,术前给药,0.15~0.2 mg/kg,麻醉诱导前 30 分钟给药。

4.注意事项

(1)精神病和严重抑郁症中的失眠症患者禁用。

(2)器质性脑损伤、严重呼吸功能不全者慎用。

(3)长期持续大剂量应用易引起成瘾性。

(4)极少有遗忘现象。

(四)溴替唑仑

1.剂型规格

片剂:每片 0.25 mg。

2.作用用途

本品为短效苯二氮䓬类镇静催眠药,具有催眠、镇静、抗惊厥、肌肉松弛等作用。临床用于治疗失眠症,还可用于术前催眠。口服吸收迅速而完全,血药浓度达峰时间为 0.5～2 小时。经肝脏代谢,大部分经肾由尿排出,其余随粪便排出,半衰期为 3.6～7.9 小时。

3.用法用量

口服:①失眠症,成人推荐剂量为每次 0.25 g,睡前服;老年人推荐剂量为每次0.125 mg,睡前服。②术前催眠,每次0.5 mg。③长时间飞行后调整时差,每次 0.25 mg。④倒班工作后改善睡眠,每次0.125 mg。

4.注意事项

(1)精神病(如抑郁症)患者、急性呼吸功能不全者、重症肌无力患者、急性闭角型青光眼患者、孕妇、哺乳期妇女、18 岁以下患者禁用。

(2)肝硬化患者慎用。

(3)本品可产生药物耐受性或短暂性遗忘。

(4)本品可使高血压患者血压下降,使用时应注意。

(5)用药期间不宜驾驶车辆或操作机器。

(五)佐匹克隆

1.剂型规格

片剂:每片 7.5 mg。

2.作用用途

本品为环吡咯酮类镇静催眠药,具有很强的催眠和抗焦虑作用,并有肌肉松弛和抗惊厥作用。其作用迅速,能缩短入睡时间,延长睡眠时间,减少夜间觉醒和早醒次数。临床主要用于失眠症及麻醉前给药。

3.用法用量

口服:每次 7.5 mg,临睡前服,连服 21 天。肝功能不全者、年龄超过 70 岁者每次 3.75 mg。手术前服7.5～10 mg。

4.注意事项

(1)5 岁以下儿童、孕妇、哺乳期妇女、对本品过敏者禁用。

(2)肌无力,肝、肾功能不全,呼吸功能不全者慎用。

(3)驾驶员、高空作业人员、机械操作人员禁用。

(4)偶见嗜睡、口苦等,少数可出现便秘、倦怠、头晕等。

第三节 抗 癫 痫 药

癫痫是一种由各种原因引起的脑灰质的偶然、突发、过度、快速和局限性放电而导致的神经系统临床综合征,尽管近年来手术方法对难治性癫痫的治疗取得了很大进展,但80%的癫痫患者仍然可通过抗癫痫药物获得满意疗效。随着人们对抗癫痫药物的体内代谢和药理学参数的深入研究,临床医师能更加有效地使用抗癫痫药物,使抗癫痫治疗的效益和风险比达到最佳水平。

根据化学结构可将抗癫痫药物分为以下几类。①乙内酰脲类:苯妥英钠、美芬妥英等。②侧链脂肪酸类:丙戊酸钠、丙戊酰胺等。③亚氏胺类:卡马西平等。④巴比妥类:苯巴比妥、异戊巴比妥、甲苯比妥、扑米酮等。⑤琥珀酰亚胺类:乙琥胺、甲琥胺、苯琥胺等。⑥磺胺类:乙酰唑胺、舒噻美等。⑦双酮类:三甲双酮、双甲双酮等。⑧抗癫痫新药:氨乙烯酸、加巴喷丁、拉莫三嗪、非尔氨酯、托吡酯等。⑨激素类:泼尼松等。⑩苯二氮䓬类:地西泮、氯硝西泮等。

一、苯妥英钠

(一)药理作用与应用

该药能稳定细胞膜,调节神经元的兴奋性,抑制癫痫灶内发作性电活动的传播和扩散,阻断癫痫灶对周围神经元的募集作用。对于全身性强直阵挛发作、局限性发作疗效好,对精神运动性发作次之,对小发作无效。本品是临床上应用最广泛的抗癫痫药物之一。口服主要经小肠吸收,成人单剂口服后 t_{max} 为 3~8 小时,长期用药后 $t_{1/2}$ 为 10~34 小时,平均 20 小时。有效血药浓度为 10~20 $\mu g/mL$,开始治疗后达到稳态所需时间为 7~11 天。

(二)不良反应

1.神经精神方面

神经症状有眩晕、构音障碍、共济失调、眼球震颤、视力模糊和周围神经病变。精神症状包括智力减退、人格改变、反应迟钝和神经心理异常。

2.皮肤、结缔组织和骨骼

可有麻疹样皮疹、多形性红斑、剥脱性皮炎和多毛。齿龈增生常见于儿童和青少年。小儿长期服用可引起钙和磷代谢紊乱、骨软化症和佝偻病。

3.造血系统

本品可引起巨幼红细胞贫血、再生障碍性贫血、白细胞减少等。

4.代谢和内分泌

该药可作用于肝药酶,加速皮质激素分解,也可抑制胰岛素分泌、减低血中三碘甲腺原氨酸(T_3)的浓度。

5.消化系统

可有轻度厌食、恶心、呕吐和上腹疼痛,饭后服用可减轻症状。

6.致畸作用

癫痫母亲的胎儿发生颅面和肢体远端畸形的危险性增加,但是否与服用苯妥英钠有关,目前尚无定论。

(三)注意事项

应定期检查血常规和齿龈的情况,长期服用时应补充维生素 D 和叶酸。妊娠哺乳期妇女和肝、肾功能障碍者慎用。

(四)禁忌证

对乙内酰脲衍生物过敏者禁用。

(五)药物相互作用

(1)与卡马西平合用,可使两者的浓度交互下降。

(2)与苯巴比妥合用,可降低苯妥英钠的浓度,减低疗效。

(3)与扑米酮合用,有协同作用,可增强扑米酮的疗效。

(4)与丙戊酸钠合用,可使苯妥英钠的血药浓度降低。

(5)与乙琥胺和三甲双酮合用,可抑制苯妥英钠的代谢,使其血药浓度增高,增加毒性作用。

(6)与三环类抗抑郁药合用,可使两者的作用均增强。

(7)与地高辛合用,可增加地高辛的房室传导阻滞作用,引起心动过缓。地高辛能抑制苯妥英钠的代谢,增加其血药浓度。

(8)不宜与氯霉素、西咪替丁、磺胺甲噁唑合用。

(9)与地西泮、异烟肼、利福平合用时,应监测血药浓度,并适当调整剂量。

(10)与孕激素类避孕药合用时可降低避孕药的有效性。

(六)用法与用量

口服,成人,50~100 mg,每天 2~3 次,一般 200~500 mg/d,推荐每天 1 次给药,最好晚间服用,超大剂量时可每天 2 次;儿童每天 5~10 mg/kg,分 2 次给药。静脉用药时,缓慢注射(<50 mg/min),成人 15~18 mg/kg,儿童 5 mg/kg,注射时须行心电图监测。

（七）制剂

（1）片剂：100 mg。

（2）注射剂：5 mL：0.25 g。

（3）粉针剂：0.1 g，0.25 g。

二、乙苯妥英

（一）药理作用与应用

本药类似苯妥英钠，但作用及不良反应均比苯妥英钠小。临床常与其他抗癫痫药合用，对全身性发作和复杂部分性发作有较好疗效。

（二）不良反应

本药不良反应比苯妥英钠少，可有头痛、嗜睡、恶心、呕吐，共济失调、多毛和齿龈增生少见。

（三）用法与用量

口服，成人，开始剂量 0.5～1 g/d，每 1～3 天增加 0.25 g，最大可达 3 g/d，分 4 次服用。儿童，1 岁以下 0.3～0.5 g/d，2～5 岁 0.5～0.8 g/d，6～12 岁 0.8～1.2 g/d。

（四）制剂

片剂：250 mg，500 mg。

三、美芬妥英

（一）药理作用与应用

与苯妥英钠相似，但有镇静作用。主要用于对苯妥英钠效果不佳的患者，对小发作无效。

（二）不良反应

毒性较苯妥英钠强，有嗜睡、粒细胞减少、再生障碍性贫血、皮疹、中毒性肝炎反应。

（三）用法与用量

成人，50～200 mg，每天 1～3 次。儿童，25～100 mg，每天 3 次。

（四）制剂

片剂 50 mg，100 mg。

四、丙戊酸钠

（一）药理作用与应用

本药可能通过增加脑内抑制性神经递质 γ-氨基丁酸的含量，降低神经元的兴奋性,或直接稳定神经元细胞膜而发挥抗癫痫作用。口服吸收完全,t_{max} 为1~4 小时,$t_{1/2}$ 为 14 小时,达到稳态所需时间为 4 天,有效血药浓度为 67~82 $\mu g/mL$。本品是一种广谱抗癫痫药,对各型小发作、肌阵挛发作、局限性发作、大发作和混合型癫痫均有效,对复杂部分性发作、单纯部分性发作和继发性全身发作的效果不如其他一线抗癫痫药。此外本药还可用于治疗小舞蹈病、偏头痛、心律失常和顽固性呃逆。

(二)不良反应

1.消化系统症状

消化系统症状有恶心、呕吐、厌食、消化不良、腹泻、便秘等。治疗过程中还可发生血氨升高,少数患者可发生脑病。小儿应用抗癫痫药时容易发生肝、肾功能不全,表现为头痛、呕吐、黄疸、水肿和发热。一般情况下肝毒性的发生率很低,约为 1/50 000。严重肝毒性致死者罕见。

2.神经系统

神经系统常见震颤,也可有嗜睡、共济失调和易激惹症状。认知功能和行为障碍罕见。

3.血液系统

由血小板减少和血小板功能障碍导致的出血时间延长、皮肤紫斑和血肿。

4.致畸作用

妊娠初期服药可致胎儿神经管发育缺陷和脊柱裂等。

5.其他

偶见心肌劳损、心律不齐、脱发、内分泌异常、低血糖、急性胰腺炎。

(三)注意事项

服用 6 个月以内应定期查肝功能和血常规。有先天代谢异常者慎用。

(四)禁忌证

肝病患者禁用。

(五)药物相互作用

(1)丙戊酸钠为肝药酶抑制剂,合用时能使苯巴比妥、扑米酮、乙琥胺的血药浓度增高,而苯巴比妥、扑米酮、苯妥英钠、乙琥胺、卡马西平又可诱导肝药酶,加速丙戊酸钠的代谢,降低其血药浓度。

(2)与阿司匹林合用可使游离丙戊酸钠血药浓度显著增高,半衰期延长,导致丙戊酸钠蓄积中毒。

（六）用法与用量

1.抗癫痫

口服，成人维持量为 600～1 800 mg/d，儿童体重 20 kg 以上时，每天不超过 30 mg/kg，体重＜20 kg 时可用至每天 40 mg/kg，每天剂量一般分 2 次口服。

2.治疗偏头痛

1 200 mg/d，分 2 次口服，维持 2 周可显效。

3.治疗小舞蹈病

口服，每天 15～20 mg/kg，维持 3～20 周。

4.治疗顽固性呃逆

口服，初始剂量为每天 15 mg/kg，以后每 2 周每天剂量增加 250 mg。

（七）制剂

（1）丙戊酸钠片剂：100 mg，200 mg，250 mg。

（2）糖浆剂：5 mL：250 mg；5 mL：500 mg。

（3）丙戊酸胶囊：200 mg，250 mg。

（4）丙戊酸氢钠（肠溶片）：250 mg，500 mg。

（5）丙戊酸/丙戊酸钠（控释片）：500 mg。

五、丙戊酸镁

（一）药理作用与应用

新型广谱抗癫痫药，药理作用同丙戊酸钠。适用于各种类型的癫痫发作。

（二）不良反应

嗜睡、头昏、恶心、呕吐、厌食胃肠道不适，多为暂时性。

（三）注意事项

孕妇、肝病患者和血小板减少者慎用。用药期间应定期检查血常规。

（四）药物相互作用

本药与苯妥英钠和卡马西平合用可增加肝脏毒性，应避免合用。

（五）用法与用量

口服，成人，200～400 mg，每天 3 次，最大可用至 600 mg，每天 3 次。儿童每天 20～30 mg/kg，分 3 次服用。

（六）制剂

片剂：100 mg，200 mg。

六、丙戊酰胺

丙戊酰胺别称有丙缬草酰胺、癫健安、二丙基乙酰胺。

（一）药理作用与应用

其抗惊厥作用是丙戊酸钠的 2 倍,是一种作用强、见效快的抗癫痫药。临床用于各型癫痫的治疗。

（二）不良反应

头痛、头晕、恶心、呕吐、厌食和皮疹,多可自行消失。

（三）用法与用量

口服,成人,0.2～0.4 g,每天 3 次。儿童每天 10～30 mg/kg,分 3 次口服。

（四）制剂

片剂:100 mg,200 mg。

七、唑尼沙胺

（一）药理作用与应用

本品具有磺酰胺结构,对碳酸酐酶有抑制作用,对癫痫灶放电有明显的抑制作用。本品口服易吸收,t_{max} 为 5～6 小时,$t_{1/2}$ 为 60 小时。临床主要用于全面性发作、部分性发作和癫痫持续状态。

（二）不良反应

主要为困倦、焦躁、抑郁、幻觉、头痛、头晕、食欲缺乏、呕吐、腹痛、白细胞减少、贫血和血小板减少。

（三）注意事项

不可骤然停药,肝、肾功能不全者,机械操作者,孕妇和哺乳期妇女慎用。定期检查肝、肾功能和血常规。

（四）用法与用量

成人初量 100～200 mg,分 1～3 次口服,逐渐加量至 200～400 mg,分 1～3 次口服。每天最大剂量 600 mg。儿童 2～4 mg/kg,分 1～3 次口服,逐渐加量至 8 mg/kg,分 1～3 次口服,每天最大剂量12 mg/kg。

（五）制剂

片剂:100 mg。

八、三甲双酮

（一）药理作用与应用

在体内代谢成二甲双酮起抗癫痫作用,机制不明。口服吸收好,t_{max} 为 30 分钟以内,二甲双酮 $t_{1/2}$ 为10 天或更长。主要用于其他药物治疗无效的失神发作,也用于肌阵挛和失张力发作。

(二)不良反应

有骨髓抑制、嗜睡、行为异常、皮疹、胃肠道反应、肾病综合征、肌无力综合征和脱发。有严重的致畸性。

(三)禁忌证

孕妇禁用。

(四)用法与用量

口服,成人维持量为 750～1 250 mg/d,儿童每天 20～50 mg/kg。

(五)制剂

(1)片剂:150 mg。

(2)胶囊剂:300 mg。

第四节 拟肾上腺素药

拟肾上腺素药是一类能直接或间接激动肾上腺素受体,产生与交感神经兴奋相似效应的药物。按其对不同受体的选择性,可分为 α、β 受体激动药,α 受体激动药,β 受体激动药 3 类。本节重点介绍的药物就包括 α、β 受体激动药肾上腺素,α 受体激动药去甲肾上腺素及 β 受体激动药异丙肾上腺素。

一、α、β 受体激动药

(一)肾上腺素

肾上腺素是肾上腺髓质分泌的主要激素,药用制剂从家畜肾上腺提取或人工合成。本类药物化学性质不稳定,遇光易失效;在中性尤其碱性溶液中,易氧化变色而失活。

1.体内过程

口服后可被碱性肠液破坏,故口服无效。皮下注射可使局部血管收缩,吸收较慢,作用持续约 1 小时;肌内注射吸收较皮下注射快,作用持续 20 分钟;静脉注射立即生效。

2.药理作用

肾上腺素通过激动 α 和 β 受体,产生 α 样和 β 样效应。

(1)兴奋心脏:通过激动心脏的 β_1 受体,使心肌收缩力增强、心率加快、传导加速、心排血量增加。还能扩张冠脉血管,改善心肌的血液供应。但在加强心肌收缩力的同时,增加心肌耗氧量,如剂量过大或静脉注射速度过快,可引起心脏异位起搏点兴奋,导致心律失常,甚至心室颤动。

(2)舒缩血管:对血管的作用因血管平滑肌上分布的受体类型和密度不同,药理作用不同。激动 α 受体可使皮肤、黏膜及内脏血管收缩;激动 β_2 受体使骨骼肌血管及冠脉血管扩张。

(3)影响血压:治疗量(0.5~1 mg)的肾上腺素激动 β_1 受体,使心脏兴奋,心排血量增加,收缩压升高。由于 β_2 受体对低浓度肾上腺素较敏感,骨骼肌血管的扩张作用抵消或超过了皮肤黏膜血管的收缩作用,故舒张压不变或略有下降,脉压增大。较大剂量的肾上腺素,除强烈兴奋心脏外,还因对受体的激动作用加强,使血管收缩作用超过了血管扩张作用,导致收缩压、舒张压均升高,如应用 α 受体阻滞剂(如酚妥拉明等)抵消了肾上腺素激动 α 受体而收缩血管的作用,则肾上腺素激动 β_2 受体而扩张血管的作用会得以充分表现,这时用原剂量的肾上腺素可引起单纯的血压下降,此现象称为肾上腺素升压效应的翻转。故 α 受体阻滞剂引起的低血压不能用肾上腺素治疗,以免血压降低。

(4)扩张支气管:激动支气管平滑肌上的 β_2 受体,使支气管平滑肌松弛;还可抑制肥大细胞释放过敏递质(如组胺、白三烯等);肾上腺素还可兴奋 α_1 受体,使支气管黏膜血管收缩,毛细血管通透性降低,有利于减轻或消除黏膜水肿。以上作用均有利于缓解支气管哮喘。

(5)促进代谢:激动 β_2 受体,可促进糖原和脂肪分解,使血糖和血中游离脂肪酸升高。

3.临床应用

(1)心搏骤停:用于溺水、传染病、房室传导阻滞、药物中毒、麻醉及手术意外等引起的心搏骤停。在配合心脏按压、人工呼吸、纠正酸中毒等其他措施的同时,可用 0.5~1 mg 的肾上腺素心内注射,以恢复窦性心律。对电击所致的心搏骤停,可用肾上腺素配合心脏除颤器或利多卡因抢救。

(2)过敏性休克:肾上腺素是治疗过敏性休克的首选药物,其可兴奋心脏、收缩血管、舒张支气管、抑制组胺释放等,可迅速缓解过敏性休克所致的心脏搏动微弱、血压下降、喉头水肿和支气管黏膜水肿及支气管平滑肌痉挛引起的呼吸困难等症状。

(3)急性支气管哮喘:肾上腺素可舒张支气管平滑肌,消除支气管黏膜充血水肿,抑制过敏物质释放,从而控制支气管哮喘的急性发作。起效快,但持续时间短。

（4）局部应用。①与局部麻醉药配伍：在局麻药中加入适量肾上腺素（1∶250 000），可使局部血管收缩，延缓局麻药的吸收，减少吸收中毒并延长局麻作用时间。但在肢体远端部位，如手指、足趾、耳部、阴茎等处手术时，局麻药中不加肾上腺素，以免引起局部组织坏死。②局部止血：对鼻黏膜或牙龈出血，可用浸有0.1％的肾上腺素纱布或棉球填塞出血部位，通过收缩局部血管起止血作用。

4.不良反应

常见的不良反应为心悸、头痛、烦躁和血压升高等，血压剧升有发生脑出血的危险；亦可引起心律失常，甚至心室颤动。应严格掌握剂量。

高血压、糖尿病、甲状腺功能亢进及器质性心脏病患者禁用。老年人应慎用。

（二）多巴胺

多巴胺为合成去甲肾上腺素的前体物质，药用为人工合成品。

1.体内过程

口服易被破坏而失效，一般用静脉滴注给药。不易透过血-脑屏障，几乎无中枢作用。在体内被儿茶酚-氧-甲基转移酶和单胺氧化酶代谢失活。

2.药理作用

多巴胺可直接激动 α、β 和多巴胺受体，对 α、β 受体作用明显，对 β_2 受体作用弱。

（1）兴奋心脏：小剂量多巴胺主要激动 β_1 受体，使心肌收缩力增强，心排血量增加。一般剂量对心率影响不明显；大剂量可加快心率，多巴胺兴奋心脏的作用较肾上腺素弱，较少发生心悸和心律失常。

（2）舒缩血管：小剂量可兴奋多巴胺受体，扩张脑、肾、肠系膜血管；大剂量可激动 α 受体，使皮肤、黏膜血管收缩。

（3）影响血压：小剂量时由于兴奋心脏及舒缩血管的综合作用，使收缩压升高，舒张压无明显变化。大剂量时，较显著地兴奋心脏和收缩血管，外周阻力增加，收缩压和舒张压均升高。

（4）改善肾功能：小剂量多巴胺可激动肾血管的多巴胺受体，使肾血管扩张，肾血流量增加，肾小球滤过率增多；并能直接抑制肾小管对钠的重吸收，使尿量增多。但在大剂量使用时，多巴胺作用于肾血管的 α 受体，使肾血管收缩，肾血流量减少。

3.临床应用

（1）休克：对于心力衰竭、尿量减少的休克疗效较好，也可用于感染性休克、出血性休克及心源性休克。但应注意补足血容量和纠正酸中毒。

（2）急性肾衰竭：与利尿药（如呋塞米）合用，可用于急性肾衰竭的治疗。

4.不良反应

治疗量不良反应较轻，偶见恶心、呕吐、头痛等反应。用量过大或静脉滴注速度过快可致心律失常、血压升高，肾血管收缩引起肾功能下降等，减慢滴速或停药可缓解上述反应。避免药液漏出血管外，以免引起局部组织缺血坏死。

（三）麻黄碱

麻黄碱是从中药麻黄中提取的生物碱，现已人工合成。

1.体内过程

口服、注射均易吸收。易透过血-脑屏障，在体内仅有少量被单胺氧化酶代谢，一次用药作用可维持3～6小时。大部分以原形经肾排泄，酸性尿液可促进其排泄。

2.药理作用

对 α、β 受体均有直接兴奋作用，并能促进肾上腺素能神经末梢释放去甲肾上腺素。与肾上腺素比较，麻黄碱具有以下特点：①兴奋心脏、收缩血管、升高血压，扩张支气管的作用起效慢、效应弱、维持时间持久。②中枢兴奋作用显著。③连续用药可产生快速耐受性。

3.临床应用

（1）某些低血压状态：用于防治硬膜外和蛛网膜下腔麻醉所引起的低血压。

（2）支气管哮喘：扩张支气管作用较肾上腺素弱，起效慢，但作用持久，仅用于轻度哮喘的治疗和预防哮喘发作。

（3）鼻黏膜充血所致鼻塞：药物滴鼻可消除黏膜充血和肿胀。但小儿禁用。

4.不良反应

中枢兴奋所致的不安、失眠等反应最为常见，晚间服用宜加镇静催眠药。连续滴鼻过久，可产生反跳性鼻黏膜充血。前列腺肥大患者服用本药可增加排尿困难。

高血压、冠心病及甲状腺功能亢进患者禁用。

二、α受体激动药

（一）去甲肾上腺素

去甲肾上腺素是去甲肾上腺素能神经末梢释放的主要神经递质，药用为人工合成品。

1.体内过程

口服易被破坏,皮下或肌内注射因强烈收缩血管,可发生局部缺血性坏死,故只能静脉给药。主要由儿茶酚-氧-甲基转移酶和单胺氧化酶代谢而失活,维持时间短。

2.药理作用

主要激动 α 受体,对 β_1 受体激动作用较弱,对 β_2 受体几乎无作用。

(1)收缩血管:通过激动血管平滑肌上的 α 受体,产生强大的收缩血管作用,以皮肤、黏膜血管收缩作用最明显,其次为肾、脑、肝、肠系膜及骨骼肌血管,而对冠脉血管呈扩张作用,原因是心脏兴奋,心肌的代谢产物腺苷增多所致。

(2)兴奋心脏:去甲肾上腺素可激动心脏的 β_1 受体,但作用强度较肾上腺素弱,可使心肌收缩力增强、心排血量增加、传导速度加快、心肌耗氧量增加。但在整体条件下,由于血压升高,反射性地兴奋迷走神经而减慢心率的作用超过它直接加快心率的作用,故可使心率减慢。

(3)升高血压:因兴奋心脏而增加心排血量,并收缩血管而加大外周血管阻力,故可使收缩压及舒张压都升高。

3.临床应用

(1)休克:去甲肾上腺素在休克治疗中已不占重要地位,仅用于神经性休克、过敏性休克、心源性休克早期和应用扩血管药无效时的感染性休克,宜小剂量、短时间静脉滴注,以保证心、脑、肾等重要脏器的血液供应,长时间或大剂量用药可造成微循环障碍。现主张与 α 受体阻滞剂酚妥拉明合用,以对抗过强的血管收缩作用,保留其 β 效应,改善微循环。

(2)上消化道出血:将本药 $1\sim3$ mg 适当稀释后口服,可使食管和胃黏膜血管收缩,产生局部止血作用。

4.不良反应

(1)局部组织缺血坏死:静脉滴注浓度过高、时间过长或药液漏出血管外时,因血管强烈收缩而致局部组织缺血坏死。故静脉滴注时应防止药液外漏,并注意观察局部反应,一旦药液外漏或发现滴注部位皮肤苍白,应立即更换滴注部位,并对原滴注部位进行热敷,用普鲁卡因或 α_1 受体阻滞剂酚妥拉明局部浸润注射,以对抗去甲肾上腺素的缩血管作用,防止组织坏死。

(2)急性肾衰竭:静脉滴注时间过长或剂量过大使肾血管强烈收缩,肾血流量减少,出现尿少、尿闭甚至急性肾衰竭。用药期间要观察患者尿量的变化,尿量应保持在每小时 25 mL 以上。

（3）停药反应：长时间静脉滴注去甲肾上腺素，如果骤然停药，可出现血压突然下降，故应逐渐降低滴速后停药。

高血压、冠心病、动脉硬化、甲状腺功能亢进、少尿或无尿患者禁用。

（二）间羟胺

间羟胺主要作用于 α 受体，对 β 受体作用弱，并有促进肾上腺素能神经末梢释放递质的间接作用。与去甲肾上腺素相比，间羟胺收缩血管、升高血压的作用弱而持久。对肾血管作用较弱，较少发生尿少、尿闭等不良反应。对心率影响不明显，很少引起心律失常。此药既能静脉滴注，又可肌内注射，应用方便。常作为去甲肾上腺素的代用品，用于各种休克和低血压的治疗。不良反应与去甲肾上腺素相似。

（三）去氧肾上腺素

去氧肾上腺素是人工合成品。可以激动 α_1 受体，具有升高血压、减慢心率、散大瞳孔的作用，用于防治低血压和阵发性室上性心动过速。与阿托品相比，去氧肾上腺素扩瞳作用弱，起效快而维持时间短，主要在眼底检查时作为快速扩瞳药使用。

三、β 受体激动药

（一）异丙肾上腺素

异丙肾上腺素为人工合成品。

1.体内过程

口服易破坏，常用其气雾剂吸入给药，也可舌下给药或静脉滴注。吸收后被儿茶酚-氧-甲基转移酶破坏，代谢速度较慢，故作用时间较肾上腺素略长。

2.药理作用

异丙肾上腺素对 β_1 和 β_2 受体无明显的选择性激动作用，对 α 受体几乎无作用。

（1）兴奋心脏：激动心脏 β_1 受体，使心肌收缩力增强、心率加快、传导加速、心排血量增多，心肌耗氧量明显增加，比肾上腺素作用强。大剂量也可引起心律失常，但比肾上腺素少见，因异丙肾上腺素对窦房结的兴奋作用强，因此较少发生心室颤动。

（2）血管和血压：激动 β_2 受体，使骨骼肌血管扩张，肾、肠系膜及冠状血管有不同程度扩张，血管总外周阻力降低，舒张压下降；由于心脏兴奋使心排血量增加，故收缩压升高，脉压增大。

（3）扩张支气管：激动支气管平滑肌 β_2 受体，松弛支气管平滑肌，作用较肾上腺素强。也可抑制过敏物质的释放,但对支气管黏膜血管无收缩作用,故消除支气管黏膜水肿作用不如肾上腺素。

(4)影响代谢:促进糖原和脂肪分解,使血糖及游离脂肪酸升高,并能增加组织的耗氧量。

3.临床应用

(1)支气管哮喘:适用于支气管哮喘急性发作,常用气雾剂吸入或舌下给药,能迅速控制急性发作。作用快而强,但易引起心悸,久用可产生耐受性。

(2)心搏骤停:对溺水、麻醉意外及药物中毒等引起的心搏骤停,可用本药0.5~1 mg 心内注射,使心脏搏动恢复。

(3)房室传导阻滞:本品具有强大的加速房室传导的作用,可舌下含服或静脉滴注治疗房室传导阻滞。

(4)休克:异丙肾上腺素能兴奋心脏,增加心排血量及扩张血管,改善微循环,在补足血容量的基础上,可用于治疗感染性休克及心源性休克。

4.不良反应

(1)一般不良反应:常见心悸、头痛、头晕、低血糖等。

(2)心律失常:支气管哮喘已明显缺氧者,用量过大,易使心肌耗氧量增加,导致心律失常。对哮喘患者自用气雾剂或舌下含化时,应嘱咐患者勿超过规定的用药次数及吸入量。

(3)冠心病、心肌炎、甲状腺功能亢进、心绞痛患者禁用。

(二)多巴酚丁胺

多巴酚丁胺为多巴胺的衍生物。口服无效,一般静脉滴注给药。能选择性地激动 β_1 受体,使心肌收缩力加强、心排血量增加,适用于心肌梗死并发心力衰竭的患者。控制滴速时,一般比较安全。当滴速过快或浓度过高时,可引起心率加快或房室传导加快,少数出现心悸,偶可见心律失常。

第五节 拟胆碱药

拟胆碱药可激动胆碱受体,产生与乙酰胆碱类似的作用。按药物作用机制分为直接拟胆碱药和间接拟胆碱药两大类,直接激动胆碱受体,称胆碱受体激动药;抑制胆碱酯酶活性,间接升高受体部位乙酰胆碱的浓度,提高内源性乙酰胆碱的生物效应,称胆碱酯酶抑制药。若按药物对胆碱受体作用的选择性,分为M、N胆碱受体激动药,M胆碱受体激动药和N胆碱受体激动药。以下主要介绍M胆碱受体激动药和胆碱酯酶抑制药。

一、M胆碱受体激动药

M胆碱受体激动药可分为两类,即胆碱酯类和天然的拟胆碱生物碱。胆碱酯类主要包括乙酰胆碱、卡巴胆碱、醋甲胆碱和贝胆碱。天然的拟胆碱生物碱有毛果芸香碱、槟榔碱和毒草碱。

(一)乙酰胆碱

乙酰胆碱为胆碱能神经递质,性质不稳定,极易被体内乙酰胆碱酯酶水解破坏,其能特异性作用于各类胆碱受体,选择性差,故无临床实用价值;但其为内源性神经递质,分布较广,具有非常重要的生理功能,因而必须熟悉该递质的作用。其作用如下所述。

1.M样作用

激动M胆碱受体,表现出兴奋胆碱能神经全部节后纤维所产生的作用,如心脏抑制、腺体分泌增加、血管扩张、瞳孔缩小。

(1)扩张血管,降低血压。

(2)抑制心脏,减慢心肌收缩力和心率。

(3)兴奋内脏平滑肌使其收缩。兴奋胃肠道、泌尿道平滑肌并可促进胃、肠分泌,导致恶心、嗳气、呕吐、腹痛及排便、排尿等症状。

(4)腺体分泌增加,如出汗、流涎。

(5)使瞳孔括约肌和睫状肌收缩,致瞳孔缩小,以调节痉挛。

2.N样作用

(1)激动N_N受体(N_1受体)相当于兴奋神经节,使节后神经兴奋。表现为交感神经和副交感神经同时兴奋所产生的作用,同时兴奋肾上腺素髓质分泌肾上腺素。总体表现为胃肠道、膀胱等处的平滑肌收缩增强,腺体分泌增加,心肌收缩力加强和小血管收缩,血压上升。

(2)激动N_M受体(N_2受体):本品激动运动终板的N_M受体,使骨骼肌收缩。

(二)毛果芸香碱

毛果芸香碱属M胆碱受体激动药,是从毛果芸香属植物中提出的生物碱。本品选择性地激动M胆碱受体,产生M样作用。对眼和腺体的作用强,而对心血管的作用小。其作用和临床应用如下所述。

1.眼

滴眼后可引起缩瞳、降低眼内压和调节痉挛等作用(图2-1)。

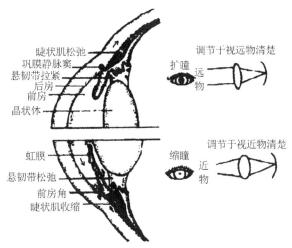

图 2-1　M胆碱受体激动药和抗胆碱药对眼的作用

箭头表示房水流通及睫状肌收缩或松弛方向

上:抗胆碱药对眼的作用;下:胆碱受体激动药对眼的作用

(1)缩瞳:激动虹膜瞳孔括约肌的 M 胆碱受体,使虹膜瞳孔括约肌收缩,瞳孔缩小。局部用药后作用可持续数小时至 1 天。

(2)降低眼内压:通过缩瞳作用可使虹膜向中心拉动,虹膜根部变薄,从而使处于虹膜周围的前房角间隙扩大,房水易于经滤帘进入巩膜静脉窦,使眼内压下降。

(3)调节痉挛:毛果芸香碱激动动眼神经支配的 M 受体。使睫状肌向瞳孔中心方向收缩,导致牵拉晶状体的悬韧带松弛,晶状体由于本身弹性变凸,屈光度增加,此时远距离物体不能清晰地成像于视网膜上,故视远物模糊,视近物清楚。这一作用称为调节痉挛。

2.腺体

毛果芸香碱激动腺体的 M 受体,皮下注射 10～15 mg 可使汗腺、唾液腺分泌明显增加。

3.临床应用

全身用于抗胆碱药如阿托品中毒的抢救,局部用于治疗青光眼。

(1)治疗青光眼:青光眼有闭角型及开角型两种,毛果芸香碱均适用。低浓度的毛果芸香碱(2%以下)可滴眼用于治疗闭角型青光眼(充血性青光眼);本品对开角型青光眼(单纯性青光眼)的早期也有一定疗效,但机制未明,常用 1%～2%溶液滴眼。

(2)治疗巩膜炎:与散瞳药阿托品交替使用,使瞳孔扩张收缩交替出现,从而防止虹膜睫状体发炎时虹膜与晶状体粘连。

4.不良反应

本品滴眼液浓度过高(2%以上)或过量吸收后出现 M 胆碱受体过度兴奋症状,可用阿托品拮抗。

5.用药注意及禁忌证

滴眼时应压迫内眦,避免药液流入鼻腔后吸收中毒。禁用于急性虹膜炎。

(三)卡巴胆碱

卡巴胆碱对 M、N 胆碱受体的作用与乙酰胆碱相似,但其不易被胆碱酯酶水解,作用时间较长。本品对膀胱和肠道作用明显,故可用于术后腹胀气和尿潴留,仅用于皮下注射,禁止静脉注射给药。该药不良反应较多,且阿托品对它的解毒效果差,故目前主要用于局部滴眼治疗青光眼。

二、胆碱酯酶抑制药

胆碱酯酶是一种水解乙酰胆碱的特殊酶,主要存在于胆碱能神经元、神经肌肉接头及其他某些组织中,此酶对于生理浓度的乙酰胆碱作用最强,特异性也较高。胆碱酯酶抑制药与胆碱酯酶的亲和力比乙酰胆碱大得多,分为易逆性胆碱酯酶抑制药和难逆性胆碱酯酶抑制药。

(一)易逆性胆碱酯酶抑制药

1.新斯的明

(1)抑制胆碱酯酶,产生 M 样和 N 样作用:新斯的明可与乙酰胆碱竞争与胆碱酯酶的结合,抑制胆碱酯酶的活性,使胆碱能神经末梢释放的乙酰胆碱破坏减少,突触间隙中的乙酰胆碱积聚,表现出 M 样和 N 样作用。

(2)直接激动 N_M 受体(N_2 受体):新斯的明除了抑制胆碱酯酶的作用外,还能直接与骨骼肌运动终板上 N_M 受体结合,促进运动神经末梢释放乙酰胆碱,加强骨骼肌收缩作用。故对骨骼肌作用最强,对胃肠道和膀胱等平滑肌作用较强,对心血管、腺体、眼和支气管平滑肌作用较弱。

(3)治疗重症肌无力:本病为神经肌肉接头传递障碍所致慢性疾病,这是一种自身免疫性疾病,主要症状是骨骼肌呈进行性收缩无力,临床表现为受累骨骼肌极易疲劳。新斯的明为治疗重症肌无力常规使用药物,用来控制疾病症状。

(4)治疗术后腹气胀及尿潴留:新斯的明能加快肠蠕动及增加膀胱张力,从而促进排气、排尿。

(5)用于阵发性室上性心动过速:新斯的明 M 样作用使心率减慢。

(6)用于非去极化类肌肉松弛药的解毒:如用于筒箭毒碱中毒的解救。

(7)不良反应较少,过量可产生恶心、呕吐、腹痛、出汗、心动过缓、肌肉震颤和无力。

(8)治疗重症肌无力时,可口眼给药,也可皮下或肌内注射给药。静脉注射给药时有一定危险性,特别要防止剂量过大引起兴奋过度而转为抑制,致使肌无力症状加重。

(9)使用前应先测心率,如心动过缓先用阿托品使心率增至 80 次/分后再用本品。

(10)解救筒箭毒碱中毒时应先给患者吸氧,并备好阿托品。

(11)禁用于支气管哮喘、机械性肠梗阻、泌尿道梗阻及心绞痛等患者。

2.毒扁豆碱

毒扁豆碱是从西非毒扁豆的种子中提取的一种生物碱,现已人工合成。

(1)毒扁豆碱作用与新斯的明相似,但无直接兴奋作用。眼内局部应用时,其作用类似于毛果芸香碱,但奏效快、作用强而持久,表现为瞳孔缩小、眼内压下降,可维持 1~2 天。吸收后外周作用与新斯的明相似,表现为 M、N 胆碱受体激动作用;进入中枢后亦可抑制中枢乙酰胆碱酯酶活性而产生作用,表现为小剂量兴奋、大剂量抑制。

(2)局部用于治疗青光眼,常用 0.05％溶液滴眼。

(3)本品滴眼后可致睫状肌收缩而引起调节痉挛,出现头痛。大剂量中毒时可致呼吸麻痹。

(4)与毛果芸香碱相比,毒扁豆碱刺激性较强,长期给药时,患者不易耐受。临床应用时,可先用本品滴眼数次,后改用毛果芸香碱维持疗效。滴眼时应压迫内眦,以免药液流入鼻腔后吸收中毒。

3.吡斯的明

吡斯的明作用与新斯的明类似,口服吸收较差,故临床应用时剂量较大,起效缓慢,作用时间较长。主要用于治疗重症肌无力,疗程通常少于 8 周,亦可用于治疗麻痹性肠梗阻和术后尿潴留。不良反应与新斯的明相似,但 M 胆碱受体效应较弱。

4.加兰他敏

加兰他敏是一种从石蒜科植物中提取的生物碱,其作用类似新斯的明,用于治疗重症肌无力和脊髓灰质炎后遗症,也可用于治疗竞争性神经肌肉阻滞药过量中毒。

5.安贝氯铵

安贝氯铵作用类似新斯的明,但较持久,主要用于重症肌无力的治疗,尤其适用于不能耐受新斯的明或吡斯的明的患者。

(二)难逆性胆碱酯酶抑制药

1.有机磷酸酯类

有机磷酸酯类能与胆碱酯酶牢固结合,且结合后不易水解,因此酶的活性难以恢复,致使体内乙酰胆碱持久积聚而引起中毒。有机磷酸酯类对人畜均有毒性,主要用作农作物及环境杀虫,常见的有敌百虫、马拉硫磷、乐果等。有些剧毒物质,如沙林、塔崩及梭曼还被用作化学战争的神经毒气。在应用时,如管理不妥或防护不严均可造成人畜中毒。因此必须掌握它的中毒表现及防治解救方法。

2.烟碱

烟碱是N胆碱受体激动药的代表。由烟草中提取,可兴奋自主神经节和神经肌肉接头的N胆碱受体。其对神经节的N受体作用呈双相性,小剂量激动N受体,大剂量却阻断N受体。烟碱对神经肌肉接头N受体作用与其对神经节N受体作用类似。由于烟碱作用广泛、复杂,无临床实用价值。

第三章

循环系统疾病常用药物

第一节 强 心 药

心功能不全又称心力衰竭,是心脏泵血功能不全的一种综合征,是指在静脉回流适当的情况下,心脏不能排出足量血液来满足全身组织代谢的需要。早期机体可动员一些代偿机制以维持全身循环的稳定,如使心肌增生,提高前负荷,反射性兴奋交感神经甚至激活肾素-血管紧张素-醛固酮系统及精氨酸升压素系统,此时的心脏泵功能处于完全代偿阶段,但随着病情发展,交感神经张力及肾素-血管紧张素-醛固酮系统活性过高,使机体内水钠潴留过多,心脏前、后负荷过重而进一步损害心脏舒缩功能,机体血流动力学状态陷入恶性循环,心脏泵血功能失代偿,心排血量更趋减少,静脉系统血液明显淤滞而进入充血性心力衰竭,即成为慢性心力衰竭。

用于减轻心脏负荷,提高和改善心脏功能,治疗心力衰竭的药物称为抗心力衰竭药或强心药,临床用于抗充血性心力衰竭药主要有 8 类。①强心苷:是一类选择性作用于心脏,增加心肌收缩力,改善心肌功能的药物。常用药物有地高辛、甲地高辛、毛花苷 C、毒毛花苷 K。②非苷类正性肌力作用药:非苷类或非儿茶酚胺类正性肌力作用类(二氢吡啶类)药物有氨力农、米力农、依诺昔酮、左西孟坦。③β 受体激动药:β$_1$ 受体激动药长期应用难以见效,因心力衰竭患者心肌 β$_1$ 受体密度已下降,β$_1$ 受体部分激动药却有良效,当心力衰竭患者交感张力低下时,它激动 β$_1$ 受体而改善收缩及舒张功能,在劳累运动时可阻断 β$_1$ 受体而使心率不增快。常用药物有异丙肾上腺素、多巴胺、多巴酚丁胺、对羟苯心安、吡布特罗、普瑞特罗、扎莫特罗。④β受体阻滞剂:近几十年来进展迅速,药物品种已近百个,在对抗心绞痛、心律失常、高血压上显示了良好效果,其重要性已得到全球医药界的认可。其进展历程从对受体无选择性到有选择性,继而兼具α_1受体阻滞剂和非选择性β受体阻滞剂。由于历史和认识上的偏差,既往β受体阻滞剂在治疗心力衰竭、急性心肌梗死上曾有所禁忌,但由于循证医学的发展,近年来,多项大样本临床研究证实,β受体阻滞剂长期治疗可改善慢性心力衰竭者的心脏功能、左心室功能,提高射血分数,降低死亡率,成为当前治疗慢性心力衰竭、急性心肌梗死的重要手段。公认首选药有选择性β受体阻滞剂比索洛尔、美托洛尔和非选择性的卡维地洛、布新洛尔。⑤血管扩张药:通过扩张外周血管,使静脉扩张,静脉回流减少,心脏前负荷下降,进而降低肺楔压,减轻肺淤血。若能扩张小动脉,使外周血管阻力降低,后负荷下降,则由于心脏前、后负荷降低,室壁肌张力和心肌耗氧量相应下降,从而改善泵血功能。其药物包括硝酸酯类(硝酸甘油、硝酸异山梨酯)、米诺地尔、肼屈嗪、硝普钠、哌唑嗪、硝苯地平。⑥利尿药:可消除水钠潴留,减少循环血容量,有利降低心脏前、后负荷,改善心脏功能。常用药物有氢氯噻嗪、呋塞米、依他尼酸。⑦血管紧张素转化酶抑制剂(angiotensin converting enzyme inhibitor,ACEI):可扩张血管,防止并逆转心肌肥厚与构形重建,降低心力衰竭的死亡率。代表药有卡托普利、依那普利、赖诺普利、福辛普利。⑧钙敏化剂:为开拓治疗心力衰竭的途径,其增强心肌收缩蛋白对钙离子的敏感性。药物有伊索马唑、匹莫苯。此外,钙敏化剂左西孟坦已问世,可用于急性心力衰竭;由32个氨基酸组成的多肽类激素奈西利肽也可用于急性代偿性充血性心力衰竭所致的呼吸困难。

展望未来的心力衰竭治疗药物,有待于两个方面的突破:①强化、扩大对各种激活的神经内分泌细胞因子的抑制,如内皮素通路、中性内肽酶、升压素、肿瘤坏死因子等;②干细胞及基因治疗。

一、左西孟坦

(一)别称

西米达克。

(二)剂型规格

注射剂,每支50 mg。

(三)适应证

本品用于急性心力衰竭。

(四)用法用量

静脉注射或静脉滴注。初始以12 mg/kg负荷量静脉注射10分钟,后以0.1 mg/(kg·min)滴注;用药30～60分钟观察疗效,滴速可调整为0.2～

0.5 mg/(kg·min)，维持 6～24 小时滴注。应用前稀释于 5% 葡萄糖注射液中，治疗中可不进行损伤性检测，但可进行心电图、血压、心率、排尿量和症状的监测。

（五）不良反应

常见有头痛、低血压，发生率为 5%；偶见有心动过速和心悸。

（六）禁忌证

对本品过敏患者禁用。妊娠及哺乳期妇女慎用。

（七）药物相互作用

如与其他血管扩张药同时应用，可增加所致低血压的发生率。

二、多非利特

（一）别称

替考辛。

（二）剂型规格

胶囊剂，每粒 125 μg、250 μg 和 500 μg。

（三）适应证

本品用于心力衰竭、心律失常、心房颤动的治疗。

（四）用法用量

口服。每次 500 μg，每天 2 次，于患者进入监护室的 72 小时内开始应用。

（五）不良反应

本品的安全性主要考虑转复心律时的剂量相关性反应。

（六）禁忌证

对本品过敏患者禁用。

（七）药物相互作用

与干扰阳离子转运的药物如西咪替丁、酮康唑、甲氧苄啶单剂或与磺胺甲噁唑、丙氯拉嗪、甲地孕酮等及维拉帕米等合用，均可引起本品血药浓度增加，因此禁止与本品同服。大环内酯类抗生素、咪唑类抗真菌药、蛋白酶抑制药等也可引起本品血药浓度增加，但作用较轻微。同时，本品不宜与索他洛尔、胺碘酮、三环类抗抑郁剂、吩噻嗪类药、西沙必利及其他大环内酯类抗生素同时服用。本品与华法林或地高辛同用未见明显的相互作用。

三、伊布利特

（一）别称

依布替利。

（二）剂型规格

注射剂:0.1%,10 mL,1 mg。

（三）适应证

本品用于快速心房颤动、心房扑动的治疗。

（四）用法用量

静脉注射。体重>60 kg 者首剂 1 mg,于 10 分钟内静脉缓注;体重<60 kg 者,首剂0.01 mg/kg。

（五）不良反应

常见有恶心、呕吐,也可引起非持续性或持续性室性心动过速及尖端扭转型室性心动过速。

（六）禁忌证

妊娠及哺乳期妇女禁用;对本品过敏患者禁用;有严重心动过缓、严重心力衰竭、低钾血症、低镁血症、低血压、原有 Q-T 间期延长和尖端扭转型室性心动过速发作史的患者禁用。

（七）注意事项

老年人伴随年龄的增长肾功能也逐渐减退,宜综合考虑肾功能调整剂量。用药期间应严密监测血压和心电图。

（八）药物相互作用

本品可增加洋地黄的毒性,加重后者造成的心律失常。与奎尼丁、普鲁卡因胺合用有相互拮抗作用,影响各自的疗效。

四、奈西利肽

（一）别称

人体 B 型钠肽。

（二）剂型规格

注射剂(冻干粉针),每支 1 mg。

（三）适应证

本品用于急性代偿性充血性心力衰竭时呼吸困难的治疗。

（四）用法用量

静脉注射或静脉滴注。首次 2 μg/kg 静脉注射后,后以 0.01 μg/(kg·min) 连续静脉滴注,初始用药不应大于推荐剂量。

（五）不良反应

常见有低血压,发生率与硝酸甘油相似。

(六)禁忌证

对本品过敏患者禁用;妊娠及哺乳期妇女禁用;收缩压低于 12 kPa(90 mmHg)者、机械通气者、可疑血容量不足或心源性休克患者、对静脉用硝酸甘油不耐受患者及对其他血管扩张药有禁忌证的患者禁用。

(七)注意事项

治疗期间应密切监测血压,出现低血压时立即停用,一旦血压稳定后,减少30%的剂量重新应用,需要加大剂量时,应逐渐增量,最大量为0.03 μg/(kg·min);初始治疗剂量不应大于推荐剂量;肾功能减退患者因其代谢主要通过受体和酶降解,因此不需调整剂量。

(八)药物相互作用

可与利尿药、多巴胺、多巴酚丁胺、硝酸甘油联合应用。

第二节　抗心绞痛药

防治心绞痛药物通过减轻心脏负荷、降低心肌耗氧量或扩张冠状动脉、促进侧支循环的形成,以改善缺血区冠脉供血,从而缓解心绞痛。该类药物可分为以下几种。①硝酸酯类、亚硝酸酯类:可松弛血管平滑肌,扩张动、静脉,使心脏的前、后负荷降低,心肌耗氧量减少。同时可扩张冠状动脉,增加缺血区血流灌注,此外,还可降低左心室充盈压,保护缺血的心肌细胞。②β 受体阻滞剂:主要减少心肌耗氧量,这是由于其可阻滞心绞痛发作时体内过多释放的儿茶酚胺兴奋β 受体,从而使心率减慢、心肌收缩力减弱,降低血压,达到减少心肌耗氧量的目的。此外还可改善心肌缺血区的供血。③钙通道阻滞剂:阻滞钙离子通道,抑制钙离子内流,使血管扩张,血压下降,心脏负荷减轻,心肌收缩力减弱,耗氧量减少。同时可扩张冠状动脉血管,改善缺血区的供血、供氧,保护缺血心肌细胞。④抗血小板及抗凝血药:血小板聚集和血栓形成是诱发心绞痛的重要因素之一,临床常将抗血小板、抗凝血药用于心绞痛的防治。

一、硝酸酯类、亚硝酸酯类药

(一)硝酸甘油

1.剂型规格

注射液剂:1 mL,1 mg;1 mL,2 mg;1 mL,10 mg。

2.适应证

本品用于心绞痛的治疗及预防,也可用于降低血压或治疗充血性心力衰竭。

3.用法用量

注射液:用5%葡萄糖注射液或氯化钠注射液稀释后静脉滴注,开始剂量为 5 μg/min,最好用输液泵恒速输入。用于降低血压或治疗心力衰竭,可每3～ 5分钟增加 5 μg/min,如在 20 μg/min 时无效可以10 μg/min递增,以后可 20 μg/min静脉滴注。患者对本药的个体差异很大,静脉滴注无固定适合剂量, 应根据个体的血压、心率和其他血流动力学参数来调整用量。

4.注意事项

(1)应使用能有效缓解急性心绞痛的最小剂量,过量可能导致耐受现象。

(2)小剂量可能发生严重低血压,尤其是直立位时。

(3)应慎用于血容量不足或收缩压低的患者。

(4)发生低血压时可合并心动过缓,加重心绞痛。

(5)加重肥厚梗阻型心肌病引起的心绞痛。

(6)易出现药物耐受性。

(7)如果出现视力模糊或口干,应停药。

(8)剂量过大可引起剧烈头痛。

(9)静脉滴注本品时,由于许多塑料输液器可吸附硝酸甘油,因此应采用非 吸附本品的输液装置,如玻璃输液瓶等。

(10)静脉使用本品时须采用避光措施。

5.不良反应

头痛:可于用药后立即发生,可为剧痛和呈持续性;偶可发生眩晕、虚弱、心 悸和其他直立性低血压的表现,尤其是直立、制动的患者;治疗剂量可发生明显 的低血压反应,表现为恶心、呕吐、虚弱、出汗、苍白和虚脱;晕厥、面红、药疹和剥 脱性皮炎均有报道。

6.禁忌证

禁用于心肌梗死早期(有严重低血压及心动过速时)、严重贫血、青光眼、颅 内压增高和已知对硝酸甘油过敏的患者。还禁用于使用枸橼酸西地那非的 患者。

7.药物过量

过量可引起严重低血压、心动过速、心动过缓、传导阻滞、心悸、循环衰竭、晕 厥、持续搏动性头痛、眩晕、视力障碍、颅内压增高、瘫痪和昏迷并抽搐、面红、出

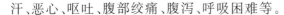

汗、恶心、呕吐、腹部绞痛、腹泻、呼吸困难等。

(二)硝酸异山梨酯

1.剂型规格

片剂:5 mg、10 mg。缓释片:20 mg、40 mg。乳膏剂:10 g,1.5 g。气雾剂:12.5 g(含硝酸异山梨酯0.125 g)。注射剂:5 mL,5 mg;10 mL,10 mg;50 mL,50 mg。

2.适应证

本品主要适用于心绞痛和充血性心力衰竭的治疗。

3.用法用量

口服:预防心绞痛,1次5～10 mg,1天2～3次。1天总量10～30 mg,由于个体反应不同,需个体化调整剂量。舌下给药:1次5 mg,可缓解症状。静脉滴注:最适浓度为1支10 mL安瓿注入200 mL 0.9%氯化钠注射液或5%葡萄糖液中,或者5支5 mL安瓿注入500 mL 0.9%氯化钠注射液或5%葡萄糖液中,振摇数次,得到50 μg/mL的浓度;亦可用10 mL安瓿5支注入500 mL输液中,得到100 μg/mL的浓度。药物剂量可根据患者的反应调整,静脉滴注开始剂量为30 μg/min,观察0.5～1小时,如无不良反应可加倍,1天1次,10天为1个疗程。

4.注意事项

使用过程中应严密观察患者的心率和血压。甲状腺功能减退、营养不良、严重的肝脏或肾脏疾病及体重过低者也应谨慎注意。

5.不良反应

本品和其他硝酸盐类药物一样,在使用过程中,特别是在给药初期可能会因血管扩张,出现头痛、恶心等症状。

6.禁忌证

本品禁用于贫血、头部创伤、脑出血、严重低血压或血容量不足和对硝酸盐类药物敏感的患者。

7.药物过量

本品与血管过度扩张有关的反应有颅内压增高、眩晕、心悸、视力模糊、恶心与呕吐、晕厥、呼吸困难、出汗伴皮肤潮红或湿冷、传导阻滞与心动过缓、瘫痪、昏迷、癫痫发作或死亡,无特异性的受体阻滞剂可对抗血管扩张作用,用肾上腺素和其他动脉收缩剂可能弊大于利,处理方法有抬高患者的下肢以促进静脉回流及静脉补液。也可能发生高铁血红蛋白血症,治疗方法是静脉注射亚甲蓝1～2 mg/kg。

（三）戊四硝酯

1.剂型规格

片剂：10 mg、20 mg。

2.适应证

本品可用于心绞痛的防治。

3.用法用量

口服，1次10～30 mg，1天3～4次。

4.注意事项

有严重肝、肾功能损害的患者慎用；用药期间从卧位或坐位突然站起时须谨慎，以免发生直立性低血压；如发生晕厥或低血压，应采用卧姿并使头部放低，吸氧并辅助呼吸；交叉变态反应，对其他硝酸酯类或亚硝酸异戊酯类药物过敏患者也可能对本品过敏，但属罕见。

5.不良反应

常见的有由直立性低血压引起的眩晕、头晕、昏厥、面颊和颈部潮红；严重时可出现持续的头痛、恶心、呕吐、心动过速、烦躁、皮疹、视力模糊，口干则少见。过量时的临床表现，按发生率的多少，依次为口唇指甲青紫、眩晕欲倒、头胀、气短、高度乏力、心脏搏动快而弱、发热甚至抽搐。

6.禁忌证

对本品过敏、严重低血压、血容量减少、严重贫血、心力衰竭、青光眼和因脑出血或头部创伤而致颅内压增高的患者禁用。

7.药物过量

过量可引起严重低血压、心动过速、心动过缓、传导阻滞、心悸、循环衰竭、晕厥、持续搏动性头痛、眩晕、视力障碍、颅内压增高、瘫痪和昏迷并抽搐、脸红与出汗、恶心和呕吐、腹部绞痛与腹泻、呼吸困难与高铁血红蛋白血症；如发生本品严重毒性反应，应给予血浆扩容剂及适当的电解质溶液以维持循环功能；如发生高铁血红蛋白血症，应静脉注射亚甲蓝。

二、β受体阻滞剂

以卡维地洛为例。

（一）剂型规格

片剂：6.25 mg、10 mg、12.5 mg、20 mg、25 mg。

(二)适应证

1.原发性高血压患者

可单独用药,也可和其他降压药合用,尤其是噻嗪类利尿药。

2.心力衰竭患者

轻度或中度心力衰竭者合并应用洋地黄类药物、利尿药和 ACEI。也可用于 ACEI 不耐受和使用或不使用洋地黄类药物、肼屈嗪或硝酸酯类药物治疗的心力衰竭者。

(三)用法用量

剂量必须个体化,需在医师的密切监测下加量。

1.高血压

推荐起始剂量每次 6.25 mg,1 天 2 次口服,如果可耐受,以服药后 1 小时的立位收缩压作为指导,维持该剂量 7～14 天,然后根据血药谷浓度时的血压,在需要的情况下增至每次 12.5 mg,1 天 2 次。同样,剂量可增至每次 25 mg,1 天 2 次。一般在 7～14 天内达到完全的降压作用。总量不得超过 50 mg/d。本品须和食物一起服用,以减慢吸收,降低直立性低血压的发生。在本品的基础上加用利尿药或在利尿药的基础上加用本品,预计可产生累加作用,扩大本品的直立性低血压作用。

2.心力衰竭

在使用本品之前,洋地黄类药物、利尿药和 ACEI(如果应用)的剂量必须稳定。推荐起始剂量每次3.125 mg,1 天 2 次,口服 2 周,如果可耐受,可增至每次 6.25 mg,1 天 2 次。此后可每隔 2 周剂量加倍至患者可耐受的最大剂量。每次应用新剂量时,需观察患者有无眩晕或轻度头痛1 小时。推荐最大剂量:体重 <85 kg者,每次 25 mg,1 天 2 次;体重≥85 kg者,每次 50 mg,1 天 2 次。本品须和食物一起服用,以减慢吸收,降低直立性低血压的发生。每次增加剂量前,应评估心力衰竭情况,如有无心功能恶化、血管扩张(眩晕、轻度头痛、症状性低血压)或心动过缓症状,以确定对的耐受性。一过性心力衰竭恶化可通过增加利尿药剂量治疗,偶尔需要卡维地洛减量或暂时停药。血管扩张的症状对利尿药或 ACEI 减量治疗有反应,如果症状不能缓解,可能需卡维地洛减量。心力衰竭恶化或血管扩张的症状稳定后,才可增加本品剂量。如果心力衰竭患者发生心动过缓(脉搏<55 次/分),必须减量。

(四)注意事项

(1)肝损害:当出现肝功能障碍的首发症状(如瘙痒、尿色加深、持续食欲缺乏、黄疸、右上腹部压痛)时,必须进行实验室检查。如果实验室检查证实存在肝损害或黄疸,必须立即停药。

(2)外周血管疾病:β受体阻滞剂诱发或加重外周血管疾病患者的动脉血流不足症状。此类患者需小心使用本药。

(3)麻醉和重大手术:如果周期性长期使用卡维地洛,当使用对心脏有抑制作用的麻醉药如乙醚、三甲烯和三氯乙烯时,须加倍小心。

(4)糖尿病和低血糖:β受体阻滞剂可能掩盖低血糖症状,尤其是心动过速。

(5)甲状腺功能亢进中毒症状:β受体阻滞剂可能掩盖甲状腺功能亢进的症状,如心动过速。突然停用β受体阻滞剂可能加重甲状腺功能亢进的症状或诱发甲状腺危象。

(6)不能突然停药,尤其是缺血性心脏病患者。必须1~2周逐渐停药。

(7)临床试验中卡维地洛可导致心动过缓,当脉搏<55次/分时,必须减量。

(8)低血压:直立性低血压和晕厥在首次服药30天内发生的危险最高,为减少这些事件的发生,心力衰竭患者的开始治疗剂量为每次3.125 mg,1天2次;高血压患者为每次6.25 mg,1天2次;缓慢加量,并且与食物同时服用。起始治疗期,患者必须小心,避免驾驶或危险操作等情况。

(9)罕见心力衰竭患者肾功能恶化,尤其是低血压[收缩压<13.3 kPa(100 mmHg)]、缺血性心脏病和弥漫性血管疾病和(或)潜在肾功能不全者,停药后肾功能恢复至基线水平,此类患者在加量时建议监测肾功能,如肾功能恶化,应停药或减量。

(10)卡维地洛加量期可能出现心力衰竭恶化或体液潴留,必须增加利尿药,卡维地洛不加量直到临床稳定。偶尔需要卡维地洛减量或暂时停药。

(11)嗜铬细胞瘤患者在使用β受体阻滞剂之前应先使用α受体阻滞剂。虽然卡维地洛具有β受体和α受体阻断活性,但尚无在这类患者中使用的临床经验。因此,怀疑嗜铬细胞瘤的患者使用卡维地洛时须小心。

(12)变异型心绞痛患者使用非选择性β受体阻滞剂时可能诱发胸痛。虽然卡维地洛的α受体阻断活性可能预防心绞痛的发生,但尚无在这类患者中使用的临床经验。

(13)变态反应的危险。

(14)非过敏性气管痉挛(如慢性支气管炎和肺气肿)、支气管痉挛疾病的患者一般禁止使用β受体阻滞剂。

（五）不良反应

1.高血压

发生率≥1%的不良反应有乏力、心动过缓、直立性低血压、体位依赖性水肿、下肢水肿、眩晕、失眠、嗜睡、腹痛、腹泻、血小板减少、高脂血症、病毒感染、鼻炎、咽炎、呼吸困难、泌尿道感染等。发生率>0.1%且<1%的不良反应有四肢缺血、心动过速、运动功能减退、胆红素尿、转氨酶增高、胸骨下疼痛、水肿、焦虑、睡眠紊乱、抑郁加重、注意力不集中、思维异常、情绪不稳定、哮喘、男性性欲下降、皮肤瘙痒、红斑、斑丘疹、光变态反应、耳鸣、尿频、口干、多汗、低钾、糖尿病、高脂血症、贫血、白细胞减少等。发生率≤0.1%的不良反应有三度房室传导阻滞、束支传导阻滞、心肌缺血、脑血管障碍、惊厥、偏头痛、神经痛、脱发、剥脱性皮炎、健忘症、胃肠道出血、气管痉挛、肺水肿、听力下降、呼吸性碱中毒、高密度脂蛋白下降及全血细胞减少等。

2.心力衰竭

（1）发生率>2%，不考虑因果关系的不良事件，其不良反应有多汗、乏力、胸痛、疼痛、水肿、发热、下肢水肿、心动过缓、低血压、晕厥、房室传导阻滞、心绞痛恶化、眩晕、头痛、腹泻、恶心、腹痛、呕吐、血小板减少、体重增加、痛风、高脂血症、脱水、高血容量、背痛、关节痛、肌痛、上呼吸道感染、感染、鼻窦炎、气管炎、咽炎、泌尿道感染、血尿、视觉异常等。

（2）发生率>1%且<2%的不良反应有过敏、突然死亡、低血容量、直立性低血压、感觉减退、眩晕、黑便、牙周炎、谷丙转氨酶、谷草转氨酶升高、高尿酸尿、低血糖、低血钠、碱性磷酸酶增加、尿糖呈阳性、紫癜、嗜睡、肾功能异常及蛋白尿等。

（六）禁忌证

（1）心功能分级Ⅳ级失代偿性心力衰竭，需要静脉使用正性肌力药物患者。

（2）气管痉挛（2例报道持续性哮喘患者服用单剂卡维地洛死亡）或相关的气管痉挛状态患者。

（3）二度或三度房室传导阻滞患者。

（4）病态窦房结综合征患者。

（5）心源性休克患者。

（6）严重心动过缓患者。

（7）临床严重肝功能不全患者。

（8）对本品过敏者。

(9)糖尿病酮症酸中毒、代谢性酸中毒患者。

(七)药物过量

药物过量可能导致严重低血压、心动过缓、心力衰竭、心源性休克和心搏骤停,也可能出现呼吸系统问题、气管痉挛、呕吐、神志丧失和抽搐。患者应取平卧位,如果需要可给予重症护理。可能使用洗胃和催吐剂。可能使用下列药物。①严重心动过缓:阿托品 2 mg 静脉注射。②支持心血管功能:每隔30秒高血糖素5～10 mg 静脉注射,随后5 mg/h 静脉点滴。应及时给予心血管支持治疗,包括心肺监测、抬高下肢、注意循环血容量和尿量。根据体重和疗效使用拟交感神经药(如多巴胺、异丙肾上腺素、肾上腺素)。③如果外周血管扩张明显,在持续循环监测的条件下,可能需要使用异丙肾上腺素、肾上腺素。对于药物治疗无效的心动过缓,应安装起搏器。气管痉挛时,应给予β拟交感神经药(气雾剂或静脉用药)或静脉用氨茶碱。抽搐时,缓慢静脉推注地西泮或氯硝西泮。④严重药物过量致休克时,解救药物过量的治疗药物必须持续使用至卡维地洛的 7～10 个半衰期。

三、钙通道阻滞剂

以盐酸地尔硫䓬为例。

(一)剂型规格

片剂:30 mg、60 mg、90 mg。缓释片:30 mg、60 mg、90 mg。缓释胶囊:90 mg。注射剂:10 mg、50 mg。

(二)适应证

本品用于治疗心绞痛、高血压。由冠状动脉痉挛所致的心绞痛,包括静息时心绞痛或变异型心绞痛,或是冠状动脉阻塞所致的劳力性心绞痛,静脉注射可用于控制心房颤动时的心室率。亦用于治疗肥厚型心肌病。

(三)用法用量

静脉注射:成人用量,初次为 10 mg,临用前用氯化钠注射液或葡萄糖注射液溶解、稀释成 1% 浓度,在 3 分钟内缓慢注射,或按体重 0.15～0.25 mg/kg 计算剂量,15 分钟后可重复,也可按体重每分钟5～15 μg/kg 静脉滴注。

(四)注意事项

(1)用于治疗室上性心动过速,须心电图监测。

(2)肝、肾功能不全患者如需应用,剂量应特别谨慎。

(3)本品在肝内代谢由肾和胆汁排泄,长期给药应定期实验室监测。肝、肾功能受损患者用本品应谨慎。

（4）皮肤反应可为暂时的，继续用可以消失，但皮疹进展可发展到多形红斑和（或）剥脱性皮炎，如皮肤反应持续应停药。

（五）不良反应

最常见的不良反应和发生率为水肿（2.4%）、头痛（2.1%）、恶心（1.9%）、眩晕（1.5%）、皮疹（1.3%）、无力（1.2%）。不常有的（<1%）有以下情况。

1.心血管系统

心血管系统不良反应有心绞痛、心律失常、房室传导阻滞（一度、二度、三度）、心动过缓、束支传导阻滞、充血性心力衰竭、心电图异常、低血压、心悸、晕厥、心动过速、室性期前收缩。①本品延长房室交界不应期，除病窦综合征外，并不明显延长窦房结恢复时间，罕见情况下此作用可异常减慢心率（特别是病窦综合征患者）或致二度或三度房室传导阻滞。本品与β受体阻滞剂或洋地黄同用可导致对心脏传导的协同作用。②虽本品有负性肌力作用，但在心室功能正常的人血流动力学研究无心脏指数降低或对收缩性持续负性作用。心室功能受损的患者单用本品或与β受体阻滞剂同用的经验有限，因而这些患者应用本品须谨慎。③低血压者用本品治疗偶可致症状性低血压。

2.神经系统

神经系统不良反应有多梦、遗忘、抑郁、步态异常、幻觉、失眠、神经质、感觉异常、性格改变、嗜睡、震颤。

3.消化系统

消化系统不良反应有畏食、便秘、腹泻、味觉障碍、消化不良、口渴、呕吐、体重增加。应用本品时急性肝损害为罕见情况，有碱性磷酸酶、乳酸脱氢酶、天门冬氨酸氨基转移酶、丙氨酸氨基转移酶明显增高和其他伴有急性肝损害现象，停药可以恢复。

4.皮肤

皮肤可有瘀点、光敏感性、瘙痒、荨麻疹，注射局部发红。

5.其他

其他不良反应有弱视、呼吸困难、鼻出血、易激惹、高血糖、高尿酸血症、肌痉挛、鼻充血、耳鸣、夜尿增多、多尿、骨关节痛。

6.不常有的不良反应

不常有的不良反应有脱发、多形性红斑、锥体外系综合征、齿龈增生、溶血性贫血、出血时间延长、白细胞减少、紫癜、视网膜病和血小板减少，亦有报道可发生剥脱性皮炎。

(六)禁忌证

(1)注射剂孕妇禁用。

(2)病窦综合征者。

(3)二度或三度房室传导阻滞(以上两种情况安置心室起搏器则例外)者。

(4)低血压且血压<12 kPa(90 mmHg)者。

(5)对本品过敏者。

(6)急性心肌梗死和肺充血者。

(七)药物过量

本品过量反应有心动过缓、低血压、心脏传导阻滞和心力衰竭。过量反应可考虑应用以下方法:①心动过缓,给予阿托品0.6~1 mg,如无迷走阻滞反应,谨慎应用异丙肾上腺素。②高度房室传导阻滞,应用起搏器治疗。③心力衰竭,给予正性肌力药物(多巴胺或多巴酚丁胺)和利尿药。④低血压,给予升压药(多巴胺或去甲肾上腺素)。

四、抗血小板及抗凝血药

(一)双嘧达莫

1.剂型规格

片剂:25 mg。注射剂:2 mL,10 mg。

2.适应证

(1)本品目前主要利用其抗血小板聚集作用,与阿司匹林合用用于短暂性脑缺血发作和缺血性脑卒中患者预防脑卒中的发作(二级预防)及冠心病的治疗。

(2)本品与华法林合用,防止人工瓣膜置换术后血栓形成。

(3)本品静脉注射剂利用其血管扩张作用,用于超声心动图负荷试验及核素心肌灌注扫描时的双嘧达莫试验,作为冠心病的一种辅助检查手段,并确定心肌缺血范围。可作为不能进行运动试验患者的一种替代性检查方法。

3.用法用量

(1)用于血栓性疾病时,短暂性脑缺血发作和缺血性脑卒中患者,推荐应用本品25~100 mg,1天3~4次,并联合应用小剂量阿司匹林。

(2)冠心病患者可应用25~50 mg,1天3次。

(3)本品静脉注射用于双嘧达莫试验。

4.注意事项

(1)可引起外周血管扩张,故低血压患者应慎用。

(2)不宜与葡萄糖以外的其他药物混合注射。

(3)与肝素合用可引起出血倾向。

(4)有出血倾向患者慎用。

(5)已有的研究未发现本品有致畸作用。孕妇限用于有明确适应证者。

(6)本品排入乳汁,故用于哺乳期妇女应谨慎。

(7)在儿童中应用的安全性未确立。

5.不良反应

常见的不良反应有头晕、头痛、呕吐、腹泻、面部潮红、皮疹和瘙痒,罕见心绞痛和肝功能不全。不良反应持续或不能耐受者少见,停药后可消除。

6.禁忌证

对双嘧达莫过敏者禁用。

7.药物过量

如果发生低血压,必要时可用升压药。急性中毒症状在啮齿动物中表现为共济失调、运动减少和腹泻,在狗中表现为呕吐、共济失调和抑郁。双嘧达莫与血浆蛋白高度结合,透析可能无益。

(二)曲美他嗪

1.剂型规格

片剂:20 mg。

2.适应证

临床适用于心力衰竭、心绞痛、陈旧性心肌梗死等。对伴有严重心力衰竭者可与洋地黄并用。

3.用法用量

口服:1 次 20 mg,1 天 3 次,饭前服。

4.注意事项

可产生食欲缺乏、恶心、呕吐、失眠、头痛等反应;新近心肌梗死患者忌用。

(三)卡波罗孟

1.剂型规格

片剂:75 mg。注射剂:40 mg。气雾剂:14 g,内含本品 350 mg(可供揿吸200 次左右)。

2.适应证

对冠状血管有选择性地扩张作用。作用开始慢,持续时间长。长期服用能促使侧支循环形成。此外还能抑制血小板的聚集,防止血栓形成。可用于慢性心力衰竭及预防心绞痛的发作。还可用于预防手术、麻醉时引起的冠脉循环障碍及心律失常。

3.用法用量

口服:1 次 75～150 mg,1 天 3 次。重症于开始时可 1 次口服 150 mg,1 天 4 次,待症状改善后减至 1 次口服 75 mg,1 天 3～4 次。肌内注射或静脉注射: 1 次20～40 mg,1 天 1～2 次。必要时可静脉滴注,1 次40～80 mg。喷雾吸入: 每次揿吸 2～3 次(相当于本品 3～5 mg),1 天 3 次。

4.注意事项

静脉注射过快可引起短暂面部潮红、胸部热感、心悸等,静脉注射液宜以 5%葡萄糖 10～20 mL稀释后缓慢静脉推注(3～5 分钟推完)。

第三节　抗心律失常药

正常心脏在窦房结的控制下按一定频率进行有节律的跳动,当心脏的冲动 起源异常或冲动传导障碍时,均可引起心律失常。它有缓慢性与快速性心律失 常之分,本节讨论的是治疗快速性心律失常的药物。

一、肌电生理简介

(一)心肌细胞膜电位

心肌细胞膜的静息电位,约为 90 mV,处于内负外正极化状态。当 Na^+ 内流 逐渐增加,膜电位随之上升(负值减小),达到阈电位水平就激发传导电流脉冲, 形成动作电位。动作电位包括除极和复极两个过程,按其发生的顺序将动作电 位分为 5 个时相,每个时相均由不同离子内流或外流所引起(图 3-1)。

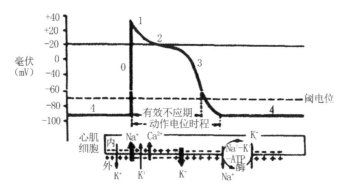

图 3-1　心肌细胞膜电位与离子转运示意图

0 相——快速除极期：Na^+ 通道被激活，大量的 Na^+ 快速内流，使细胞内负电位转变为正电位。

1 相——快速复极初期：Na^+ 通道关闭，是由 K^+ 短暂外流形成。

2 相——缓慢复极期（平台期）：是由少量 Na^+ 及 Ca^{2+} 缓慢内流与 K^+ 外流所形成动作电位的平台。

3 相——快速复极末期：是 Ca^{2+} 停止内流，K^+ 快速外流所形成。0 相至 3 相的时程合称为动作电位时程。

4 相——静息期：通过 Na^+-K^+ 泵主动转运，泵出细胞内的 Na^+ 并摄入 K^+，最后细胞内外的离子浓度及分布恢复到除极前状态。无自律性的心肌细胞 4 相处于水平的静息膜电位；而具有自律性的心肌细胞，如窦房结、房室结区、房室束及浦肯野纤维，在 4 相自动除极。根据动作电位除极化的速度及幅度，可将自律细胞分为快反应自律细胞（心房传导组织、房室束及浦肯野纤维）及慢反应自律细胞（窦房结及房室结）。快反应自律细胞 4 相自动除极速率主要与 Na^+ 内流有关，除极速率快，传导速度也快，呈现快反应电活动。慢反应自律细胞 4 相自动除极与 Ca^{2+} 内流有关，除极速率慢，传导速度也慢，呈慢反应电活动。当心肌发生病变，快反应细胞也可转变为慢反应细胞，自律性降低。

（二）心肌电生理特性

1.自律性

一些心肌细胞能够在没有外来刺激的条件下，反复自动地发生节律性兴奋，这种特性称为自律性。自律性高低主要取决于舒张期自动除极速度，即 4 相斜率，如 4 相斜率大，则自律性高。凡能在快反应细胞 4 相中抑制 Na^+ 内流、促进 K^+ 外流或在慢反应细胞减少 Ca^{2+} 内流的药物，都能使 4 相斜率降低，自律性降低。反之则使自律性升高。

2.传导性

传导性指心肌细胞有将冲动传到邻近细胞的性能。动作电位 0 相除极化速率决定传导性。快反应自律细胞 0 相除极化是由 Na^+ 内流决定，慢反应自律细胞 0 相除极化是由 Ca^{2+} 内流决定，因而抑制 Na^+ 内流、抑制 Ca^{2+} 内流均可抑制传导。

3.有效不应期

从 0 相除极开始至复极过程中，膜内电位达为 -60～-50 mV 时，这段时间称之为有效不应期，在有效不应期内心肌细胞对任何刺激不产生兴奋，或虽产生兴奋，但兴奋并不向周围扩散。一般有效不应期的长短与动作电位时程长短变化相适应,但程度可有不同。

二、心律失常发生机制

心律失常是由冲动形成异常和冲动传导异常或两者兼有所致。

(一)冲动形成异常

1.自律性升高

窦房结细胞动作电位 4 相 Ca^{2+} 内流增多或最大舒张电位减小,其自律性就会增高,引起窦性心动过速。其他自律细胞的 4 相除极加快或最大舒张电位减少时,其自律性也会升高,导致异位节律。

2.后除极与触发活动

后除极是在一个动作电位中继 0 相除极后所发生的除极,常表现为频率较快,振幅较小,振荡性波动。此时膜电位不稳定,容易引起异常冲动发放,此过程称为触发活动。其主要由 Ca^{2+} 或 Na^+ 内流增多所致。

(二)冲动传导异常

1.单纯性传导障碍

单纯性传导障碍包括传导减慢、传导阻滞等。其发生可能是与邻近细胞不应期长短不一致或病变引起的传导有关。

2.折返激动

折返激动指冲动经传导通路折回原处而反复运行的现象。如图 3-2 所示,浦肯野纤维 A、B 两支与心室形成杯状,正常时冲动沿 A、B 两支同时到达心肌,激发除极与收缩,然后冲动各自消失在对方的不应期中。在病变时,如 A 支发生单向传导阻滞,冲动不能下传,而 B 支传导的冲动经过心肌后,可缓慢逆行经A 支,再传回 B 支,若此时 B 支有效不应期已过,则冲动再沿 B 支下传到心室肌,形成冲动折返。这样,一个冲动折返可引起一个期前收缩,如连续多次折返,可引起一连串的期前收缩,呈现快速性心律失常。

三、抗心律失常药物的基本作用和分类

(一)抗心律失常药的基本作用

1.降低自律性

药物可通过抑制快反应细胞 4 相 Na^+ 内流或抑制慢反应细胞 4 相 Ca^{2+} 内流,减慢 4 相自动除极速率,降低自律性;也可通过促进 K^+ 外流而增大最大舒张电位而降低自律性。

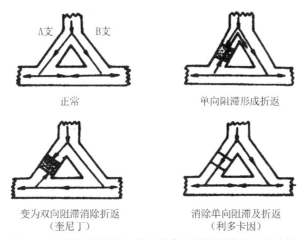

A支 B支

正常

单向阻滞形成折返

变为双向阻滞消除折返
（奎尼丁）

消除单向阻滞及折返
（利多卡因）

图 3-2 折返形成及抗心律失常药消除折返的机制示意图

2.减少后除极与触发活动

药物抑制 Ca^{2+} 或 Na^+ 内流,就可以减少后除极与触发活动。

3.改变传导性

药物一方面通过促进 K^+ 外流,加大膜电位(负值),使 0 相除极速率加快,改善传导,消除单向传导阻滞,终止折返冲动。另一方面通过抑制 K^+ 外流或 Ca^{2+} 内流或 Na^+ 内流,降低膜反应性而减慢传导,使单向传导阻滞变为双向阻滞,消除折返冲动。

4.延长有效不应期

药物可以通过以下几种方式,延长有效不应期,消除折返。

(1)延长动作电位时程、有效不应期,但有效不应期延长更显著,这是由于在一个动作电位时程中有效不应期所占时间越长,冲动将有更多的机会落入有效不应期中,折返冲动易被消除。

(2)缩短动作电位时程、有效不应期,但动作电位时程缩短更显著,所以有效不应期/动作电位时程比值加大,即有效不应期相对延长,易消除折返。

(3)使邻近细胞不均一的有效不应期趋向均一化而终止折返。一般延长有效不应期的药物,可使有效不应期较短的心肌细胞延长较多,使有效不应期较长的心肌细胞延长较少,从而使邻近细胞不均一的有效不应期趋向均一,减少或终止折返。反之亦然,缩短有效不应期的药物,使有效不应期短者,缩短少些;使有效不应期长者,缩短多些。

(二)抗心律失常药的分类

用于抗心律失常药的药物较多,根据其对心肌电生理的作用特点,可分为 4

类,其中Ⅰ类又分 A、B、C 3 个亚类,见表 3-1。

四、常用抗心律失常药

(一)Ⅰ类——钠通道阻滞剂

1.Ⅰ_A类药物

本类药物能适度减少除极时 Na^+ 内流,降低 0 相上升速率,降低动作电位振幅,减慢传导速度。减少异位起搏细胞 4 相 Na^+ 内流而降低自律性。

(1)奎尼丁:奎尼丁是由茜草科植物金鸡纳树皮中提取的生物碱,是抗疟药奎宁的右旋异构体。口服后心肌中药物浓度为血浆中的 10 倍,$t_{1/2}$ 约 6 小时,主要在肝脏代谢。

表 3-1 抗心律失常药的分类

类别		代表药物	抗心律失常原理
Ⅰ类钠通道阻滞剂	Ⅰ_A类	奎尼丁、普鲁卡因胺	中度抑制 0 相除极化,减慢传导,延长动作电位时程和有效不应期
	Ⅰ_B类	利多卡因、苯妥英钠	轻度抑制 0 相除极化,减慢传导,延长动作电位时程和有效不应期
	Ⅰ_C类	普罗帕酮、氟卡尼	重度抑制 0 相除极化,减慢传导,动作电位时程和有效不应期改变小
Ⅱ类 β受体阻滞剂		普萘洛尔、美托洛尔	抑制 0 相除极化,延缓传导,降低自律
Ⅲ类 选择性延长复极药		胺碘酮	延长动作电位时程与有效不应期,延缓复极化
Ⅳ类 钙通道阻滞剂		维拉帕米、地尔硫草	延长 1 相和 2 相复极化,抑制 4 相自动除极化,降低自律性,减慢传导

作用和临床应用:奎尼丁能降低自律性,对功能正常的窦房结自律性影响很小。可降低心房、心室、浦肯野纤维等的 0 相上升速度及膜反应性,因而减慢传导速度。还能明显延长动作电位时程和有效不应期,而有效不应期的延长更为显著,故可消除折返。此外,尚有抑制心肌收缩力及阿托品作用。本品为广谱抗心律失常药,适用于阵发性室上性和室性心动过速、心房颤动、心房扑动及用于转律。

不良反应:较多,安全范围小,易出现毒性反应。①胃肠道反应:表现为恶心、呕吐、食欲缺乏、腹痛和腹泻等。②金鸡纳反应:一般与剂量无关。轻者出现胃肠不适、耳鸣、听力下降、视力模糊,重者出现复视、神志不清,甚至精神失常。③心血管反应:较严重,包括血压下降、心力衰竭、传导阻滞等,严重者可发生奎尼丁晕厥,并可出现心室颤动或心脏停搏等,应立即静脉滴注异丙肾上腺素或注射阿托品,静脉补钾及补镁等。④变态反应:可表现瘙痒、皮疹、发热、哮喘、血小板减少、粒细胞减少等。

用药注意及禁忌证:①奎尼丁与地高辛合用,使后者肾清除率降低而增加其血药浓度。②与双香豆素、华法林合用,竞争与血浆蛋白结合,使后者抗凝血作用增强。③肝药酶诱导剂苯巴比妥、苯妥英钠等加速其代谢,使血药浓度降低。④西咪替丁、钙通道阻滞剂可减慢其在肝脏的代谢。⑤本药还可减慢三环类抗抑郁药、可待因在肝脏的代谢。⑥肝和肾功能不全、严重房室传导阻滞、心动过缓、低血压、强心苷中毒所致心律失常患者禁用。

(2)普鲁卡因胺:普鲁卡因胺为局麻药普鲁卡因的衍生物。作用和临床应用:普鲁卡因胺的作用与奎尼丁基本相似,但抑制心脏传导以房室结以下为主。主要用于室性心律失常,包括室性期前收缩及室性心动过速;对房性心律失常也可选用,但对心房颤动和心房扑动疗效较差。不良反应:变态反应较常见,表现为皮疹、药热、粒细胞减少等。用药过久,少数患者出现全身红斑狼疮。长期应用也会出现恶心、呕吐等消化道症状,静脉注射可引起低血压及窦性心动过缓。低血压及支气管哮喘者慎用,房室传导阻滞的患者禁用。

2.I_B类药物

本类药物轻度抑制 Na^+ 通道,促进 K^+ 外流。能降低自律性,使动作电位时程和有效不应期均缩短,但动作电位时程缩短更明显,从而有效不应期相对延长。

(1)利多卡因:利多卡因为常用的局麻药,但也有抗心律失常的作用,口服无效,必须注射用药。

作用:治疗量的利多卡因能选择性降低浦肯野纤维自律性,改善传导,相对延长有效不应期,明显提高心室致颤阈值,而达到控制室性心律失常的目的。

临床应用:主要用于室性心律失常,对室性期前收缩、阵发性室性心动过速、心室颤动等均有较好疗效。对强心苷中毒引起的室性心律失常也有较好疗效。低血钾者,应先补钾,否则因心肌膜对 K^+ 通透性降低,而影响疗效。

不良反应:主要有头昏、兴奋、激动、嗜睡、语言与吞咽障碍等中枢神经系统症状。严重者可有短暂视力模糊、肌肉颤动、抽搐、呼吸抑制;剂量过大时可出现心率减慢、窦性停搏、房室传导阻滞、血压下降。超量可致惊厥、心脏骤停。

用药注意及禁忌证:①肝药酶抑制剂如异烟肼,能减少利多卡因代谢,增强其作用。②肝药酶诱导剂如巴比妥类,能加速利多卡因代谢,减弱其作用。③普萘洛尔可延长利多卡因的半衰期而增强其作用。④利多卡因还可增强肌肉松弛药的肌肉松弛作用。⑤严重传导阻滞、伴有心动过缓的脑缺血综合征及对本药有过敏史者禁用。

（2）苯妥英钠：苯妥英钠既是一个良好的抗癫痫药，又是一个有效的抗心律失常药。其作用和用途与利多卡因相似，主要用于治疗室性心律失常，特别是对强心苷类药物中毒所致的快速性室性心律失常疗效更佳。对心肌梗死、心脏手术、麻醉、电复律等引起的室性心律失常也有效。

3.I_C类药物

本类药物主要作用于浦肯野纤维，阻滞 Na^+ 通道作用强，明显降低 0 相上升速率，减慢传导；也降低 4 相自动除极化速率，降低自律性。对复极过程影响较小。

普罗帕酮兼有抑制 Na^+ 内流、β受体阻断和 Ca^{2+} 阻滞 3 种作用；因毒性较大，仅用于危及生命的室性心律失常。常见的不良反应有恶心、呕吐、味觉改变、头痛、眩晕，一般不须停药，严重时可致心律失常，如传导阻滞、窦房结功能障碍、加重心力衰竭等。偶见粒细胞缺乏、红斑狼疮。

（二）Ⅱ类——β受体阻滞剂

常用于治疗心律失常的β受体阻滞剂有普萘洛尔、阿替洛尔、美托洛尔、吲哚洛尔等，现以普萘洛尔为代表药加以介绍。

1.作用

普萘洛尔主要通过β受体阻断作用降低自律性，减慢传导，发挥抗心律失常作用，其口服吸收完全，但首关效应达到 70%，口服给药时应加大剂量，个体差异大，主要在肝脏代谢。

2.临床应用

本品适用于治疗与交感神经兴奋过高有关的各种心律失常。对窦性心动过速、心房颤动、心房扑动及阵发性室上性心动过速疗效好；对由运动、情绪激动、甲状腺功能亢进等诱发的室性心律失常也有效；普萘洛尔有抗心绞痛和抗高血压的作用，故对伴有心绞痛或高血压的心律失常患者更为适用。

3.不良反应和注意事项

本药可引起窦性心动过缓、房室传导阻滞、低血压、心力衰竭等，对有窦性心动过缓、房室传导阻滞、支气管哮喘或慢性肺部疾病的患者禁用。

（三）Ⅲ类——延长动作电位时程药

胺碘酮：胺碘酮抗心律失常的特点是广谱、长效。口服吸收缓慢，起效慢，主

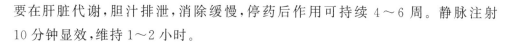

要在肝脏代谢,胆汁排泄,消除缓慢,停药后作用可持续 4~6 周。静脉注射 10 分钟显效,维持 1~2 小时。

1.作用

胺碘酮能阻滞 K^+ 通道,较明显的抑制复极过程,延长动作电位时程和有效不应期;能松弛冠状动脉和周围血管平滑肌,增加冠状动脉血流量,减轻心脏负荷,减少心肌耗氧。

2.临床应用

本品适用于各种室上性和室性心律失常,如心房颤动、心房扑动、心动过速及预激综合征等。对室性心动过速、室性期前收缩也有效。

3.不良反应和注意事项

有胃肠道反应、角膜褐色微粒沉着,偶见肺纤维化。因其含碘,长期服用可影响甲状腺功能,对本药或碘过敏、甲状腺功能亢进、心动过缓、房室传导阻滞等患者禁用。

(四)Ⅳ类——钙通道阻滞剂

1.维拉帕米(戊脉安、异搏定)

(1)作用:维拉帕米能选择性阻滞 Ca^{2+} 通道,抑制 Ca^{2+} 内流,降低自律性,减慢传导速度和延长有效不应期,减慢心率;还能扩张冠状动脉和外周血管,增加冠状动脉流量,降低血压,减轻心脏负荷。

(2)临床应用:维拉帕米是治疗阵发性室上性心动过速的首选药,能使 80% 以上的患者转为窦性节律。对房性心动过速也有良好效果。还可用于高血压、心绞痛的治疗。

(3)不良反应:维拉帕米有恶心、呕吐、头痛、眩晕、颜面潮红等不良反应症状。静脉注射时可引起窦性心动过缓和低血压,必要时可用葡萄糖酸钙或阿托品纠正。

(4)用药注意及禁忌证:①不宜与 β 受体阻滞剂或地高辛合用。②禁用于窦房结疾病、房室传导阻滞、心力衰竭及心源性休克者。老人,尤其是心、肾功能不全者应慎用。

2.地尔硫䓬

地尔硫䓬的抗心律失常作用与维拉帕米相似,口服起效较快,可用于阵发性室上性心动过速和心房颤动。

第四节 抗慢性心力衰竭药

慢性心力衰竭又称充血性心力衰竭,是由于多因素导致慢性心肌损伤或心脏长期负荷过重,心肌收缩力减弱、功能障碍,使心脏不能泵出足够的血液以满足全身组织器官代谢需要的一种病理状态。临床表现为组织血液灌流不足,体循环和(或)肺循环淤血,可见呼吸困难、咳嗽、颈静脉曲张、下肢水肿、食欲减退、恶心呕吐及肝脾大等。

目前治疗慢性心力衰竭的药主要有正性肌力药、ACEI 等,以提高和改善心脏的泵血功能,减轻或消除心力衰竭的症状和体征。

一、正性肌力药

强心苷类:强心苷是一类选择性作用于心脏,增强心肌收缩力的药物。临床主要用于治疗慢性心力衰竭。强心苷类药物从含有强心苷的植物中提取,主要来源于毛花洋地黄、黄花夹竹桃、冰凉花、铃兰及羊角拗等。

强心苷的化学结构由苷元及糖两部分结合而成。苷元由甾核和不饱和内酯环构成,其结构特征与强心作用活性密切相关,是产生正性肌力作用的基本结构;糖往往由 3 个洋地黄毒糖、糙麻糖等稀有糖组成,可增加苷元对心肌的亲和力和水溶性,延长苷元的作用时间,使其作用强而持久。各强心苷作用性质基本相同,只是甾核上羟基数目不同,使其作用有快慢、强弱、久暂之分。临床上常用的有洋地黄毒苷、地高辛、毛花苷 C。

(一)体内过程

强心苷类药物药理作用相似,由于甾核上极性基团羟基数目的不同,导致体内过程特点的差异。甾核羟基少者脂溶性高、口服吸收率高,血浆蛋白结合率和被肝脏代谢的程度亦高,如洋地黄毒苷;甾核羟基多者脂溶性低,口服吸收率低,常采用静脉注射方式给药,如毒毛花苷 K;地高辛甾核羟基数目居中,体内过程特点居于两者之间。

(二)药理作用

1.正性肌力作用(加强心肌收缩力)

强心苷对心脏选择性高,在治疗剂量下,能直接加强心肌收缩力、增加心排血量,其正性肌力作用特点有以下 2 个方面。

（1）心肌收缩更加敏捷有力，使收缩期缩短，舒张期相对延长，有利于衰竭心脏充分休息，增加冠状动脉供血及静脉回流量。

（2）降低衰竭心肌耗氧量，心肌耗氧量主要取决于心肌收缩力、心率和心室壁张力。心力衰竭时心肌收缩无力，心排血量降低、心室排空不全，使心率加快，心室容积增大，心室壁张力增高，而导致心肌耗氧量明显增高。应用强心苷后，增强了衰竭心肌的收缩力，虽可使部分耗氧量有所增加，但由于心排血量增加，心室排空完全，室壁张力降低，收缩时间缩短，使耗氧量显著减少；同时心排血量增加反射性地使心率减慢，外周阻力降低，也能明显降低耗氧量，因而强心苷使慢性心力衰竭患者心肌总耗氧量降低。

（3）增加衰竭心脏的排血量，对正常心脏的心排血量并不增加，因对正常心脏，强心苷加强心肌收缩力，还有直接缩血管作用，外周阻力增加，抵消了心排血量的增加。衰竭心脏，强心苷增强衰竭心肌收缩力，使心室排空完全；反射性降低交感神经张力，外周血管阻力降低，超过强心苷的直接缩血管效应，外周血管扩张，故心排血量增加。

2.负性频率作用（减慢心率）

强心苷的负性频率作用，主要表现在由于慢性心力衰竭反射性提高交感神经兴奋性，从而引起心率加快。负性频率作用是强心苷正性肌力效应的继发作用。强心苷增强心肌收缩力，增加心排血量，作用于颈动脉窦、主动脉弓压力感受器，反射性降低交感神经张力，提高迷走神经兴奋性而减慢心率，进一步延长舒张期。

3.对心肌电生理特性的影响

（1）对传导组织的影响：治疗量强心苷反射性兴奋迷走神经，降低窦房结和心房的自律性；抑制房室结 Ca^{2+} 内流，而减慢房室传导速度；促进 K^+ 外流，扩大静息电位水平，提高除极速率，加快心房传导速度。中毒量强心苷严重抑制 Na^+-K^+-ATP 酶，使细胞内失钾，最大舒张电位减小而提高浦氏纤维自律性，缩短有效不应期。

（2）对心电图的影响：主要表现为心率减慢的 P-P 间期延长；房室传导减慢的 P-R 间期延长；浦氏纤维和心室肌动作电位时程缩短的 Q-T 间期缩短；T 波扁平，甚至倒置；S-T 段呈鱼钩状改变。

4.利尿作用

强心苷加强心肌收缩力作用使肾血流量增加，还能直接抑制肾小管细胞膜 Na^+-K^+-ATP 酶，使肾小管对 Na^+ 的重吸收减少。因此，强心苷对慢性心力衰竭患者有明显的利尿作用。

作用机制：Ca^{2+} 是心肌兴奋-收缩耦联中的关键物质，心肌细胞内 Ca^{2+} 量增加则心肌收缩力增强。强心苷选择性与心肌细胞膜上 Na^{+}-K^{+}-ATP 酶受体结合，抑制酶活性，使 Na^{+}-K^{+} 交换受阻，细胞内蓄积大量的 Na^{+}，而促使 Na^{+} 更多地依靠 Na^{+}-Ca^{2+} 交换耦联，导致细胞内 Ca^{2+} 浓度升高，而使心肌收缩力增强。强心苷通过抑制心肌细胞膜上 Na^{+}-K^{+}-ATP 酶，增加心肌细胞内 Ca^{2+} 含量而产生正性肌力作用。

(三)临床应用

1.慢性心力衰竭

强心苷类药物可用于各种原因引起的慢性心力衰竭，但疗效因病情不同而有差异。

(1)对高血压、心脏瓣膜病、先天性心脏病、风湿性心脏病、动脉硬化所引起的心力衰竭疗效好，对伴有室率加快或心房颤动者疗效更好。

(2)对继发于严重贫血、维生素 B_1 缺乏、甲状腺功能亢进等心肌能量代谢障碍的心力衰竭疗效较差。

(3)对严重心肌损伤、活动性心肌炎和肺源性心脏病引起的心力衰竭疗效差且易中毒。此时心肌不仅能量产生障碍，还因缺氧促使心肌细胞进一步缺钾，儿茶酚胺释放增多，浦氏纤维兴奋性增高诱发强心苷中毒。

(4)对严重的二尖瓣狭窄、缩窄性心包炎等，因机械性阻塞引起的心力衰竭无效，原因是机械性阻塞使心室充盈和舒张受阻，难以改善心力衰竭症状。

2.某些心律失常

(1)心房颤动是指心房发生 400～600 次/分紊乱而细弱的纤维性颤动。心房颤动的主要危险并不是其本身，而在于心房的过多冲动传到心室，引起室率过快，干扰心室泵血功能，导致严重的循环障碍。强心苷通过直接抑制房室结或兴奋迷走神经，增加房室结中隐匿性传导，阻止过多冲动传入心室，减慢心室率，从而改善循环障碍，增加心排血量。但对多数患者并不能消除心房颤动。强心苷是治疗心房颤动的首选药。

(2)心房扑动是指源于心房的 250～300 次/分快速而规则的异位节律。心房扑动的冲动比心房颤动频率强且慢，更易传入心室而难以控制。强心苷通过缩短心房不应期，使心房扑动转为心房颤动，然后再增加房室结隐匿性传导而减慢心室率，达到治疗目的。强心苷也是治疗心房扑动的首选药，其治疗意义在于保护心室，当心室率减慢停用强心苷后，取消缩短不应期作用，使心房不应期延长,有利于消除折返、停止心房颤动,有恢复窦性心律的可能。

(3)阵发性室上性心动过速强:心苷通过降低交感神经兴奋性,增强迷走神经对心脏的抑制作用,而达到治疗阵发性室上性心动过速的目的。

(四)不良反应

强心苷类药安全范围较小,治疗指数低,临床治疗量已达中毒量的60%,且强心苷生物利用度个体差异大,有些中毒症状与心力衰竭症状相似不易鉴别,使中毒发生率较高。

(1)胃肠道反应:强心苷直接兴奋延髓催吐化学感受区,表现为恶心、呕吐、厌食、腹泻等,是最常见的早期中毒反应。心力衰竭未能控制时,由于胃肠静脉淤血也能引起胃肠道反应。应注意将强心苷中毒时与心力衰竭未能控制时的胃肠道反应相区别。

(2)中枢神经系统反应:主要表现为失眠、眩晕、头痛、谵妄等症状,还有色视障碍,如黄视症、绿视症、视物模糊等,与强心苷分布于视网膜有关。色视障碍也是强心苷中毒停药的先兆指征之一。

(3)心脏毒性是强心苷中毒最常见的不良反应,中毒量强心苷明显抑制 Na^+-K^+-ATP 酶,使心肌细胞内 Na^+ 剧增,Ca^{2+} 超负荷,严重缺 K^+,导致静息电位上移、最大舒张电位减小,自律性增高,传导减慢,导致各种心律失常。约50%的中毒患者发生各种快速性和缓慢性心律失常。

快速性心律失常:以单发性室性期前收缩多见且较早出现,约占心脏毒性发生率的1/3。也可有二联律、三联律、阵发性室上性和室性心动过速。室性心动过速最严重,应立即停药抢救,以免发展为危及生命的心室颤动。

缓慢性心律失常:①房室传导阻滞,大剂量强心苷可引起各种程度的房室传导阻滞。主要是因为强心苷增加迷走神经兴奋性,高度抑制 Na^+-K^+-ATP 酶,使细胞内失钾。②窦性心动过缓,过量强心苷直接抑制窦房结、降低自律性,引起窦性心动过缓,严重者可致窦性停搏。心率低于60次/分为中毒先兆,是停药指征之一。

(五)中毒的防治与用药护理

1.避免诱发中毒的各种因素

强心苷用药期间应避免诱发中毒的因素,如低血钾、低血镁、高血钙、心肌缺血、酸中毒、老年人肾功能低下等。

2.加强用药监护

强心苷类应用期间密切监测脉搏、心率、心律、心电图等;熟悉强心苷引起的各种毒性反应;观察中毒早期症状,如胃肠道反应、色视障碍,室性期前收缩,心电图 P-R 间期延长,Q-T 间期缩短等;注意与洋地黄用量不足、心力衰竭尚未控制时的症状相鉴别。一旦出现中毒先兆,应及时停药,轻者可自行消失,重者采取相应的治疗措施。

3.补钾

强心苷引起的心脏毒性主要与高度抑制 Na^+-K^+-ATP 酶而导致的细胞内严重失钾有关。细胞外钾可与强心苷竞争 Na^+-K^+-ATP 酶,降低强心苷与酶结合率,而阻止强心苷中毒的发展。快速性心律失常应及时补钾,不可过量。对房室传导阻滞的强心苷中毒不能补钾盐。

4.抗快速性心律失常

首选苯妥英钠用于治疗各种快速性心律失常,疗效显著。该药可使结合的强心苷与 Na^+-K^+-ATP 酶解离,恢复酶的活性。利多卡因可用于消除室性心律失常,治疗强心苷中毒引起的严重室性心动过速和心室颤动。严重中毒时用地高辛特异性抗原结合片段解救可获良效。

5.抗缓慢性心律失常

对强心苷中毒时的缓慢性心律失常,如房室传导阻滞、窦性心动过缓或窦性停搏等,可用阿托品治疗。

6.剂量应个体化

视病因、病情、肝功能、肾功能及对药物的敏感性而定,并根据病情变化随时调整剂量,如老人、小儿、心肌缺氧、电解质紊乱及肾功能障碍者,用量应减少。慢性心力衰竭症状减轻和体征改善是治疗有效的指征,如过快的心率减慢至 $80\sim90$ 次/分,心律整齐,心悸气短症状改善,水肿消退,尿量增多,肝脏缩小,颈静脉曲张减轻,食欲增加,运动耐力改善,均表示治疗有效,此时应及时调整剂量,减量给予维持。

(六)用药方法

1.传统给药法

先在短期内给予足量强心苷以发挥充分疗效,之后每天给予维持量。前者分缓给法和速给法。缓给法:口服地高辛、洋地黄毒苷,于 $3\sim4$ 天内给足全效量,适用于慢性轻症患者。速给法:选用毒毛花苷 K 在 24 小时内给足全效量,适于两周内未用过强心苷的重症患者。

2.每天维持量给药法

对病情轻者,选用地高辛,逐日给维持量,经 $4\sim5$ 个 $t_{1/2}$ 达到稳态血药浓

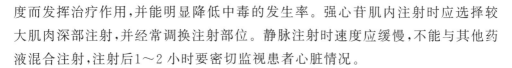

度而发挥治疗作用,并能明显降低中毒的发生率。强心苷肌内注射时应选择较大肌肉深部注射,并经常调换注射部位。静脉注射时速度应缓慢,不能与其他药液混合注射,注射后 1～2 小时要密切监视患者心脏情况。

二、非苷类正性肌力药

(一)儿茶酚胺类

多巴酚丁胺对心脏 β_1 受体选择性高,增强心肌收缩力,使心脏泵血功能改善;减轻心脏负荷,增加心排血量。心肌兴奋作用较温和,较少影响心率,不增加心肌耗氧量,较少引起心律失常。临床用于对强心苷反应不佳的严重左心室功能不全及心肌梗死所致心力衰竭者,口服无效。静脉给药起效快,$t_{1/2}$ 与作用时间短暂,适用于心力衰竭患者的紧急处理。

过大剂量易致血压升高、心动过速、诱发或加重心绞痛,易产生耐受性,持续静脉滴注不应超过 72 小时。心房颤动患者应用本药可使房室传导加速,因而不宜应用。

(二)磷酸二酯酶抑制剂

米力农和氨力农均为磷酸二酯酶抑制剂,一方面,能选择性抑制磷酸二酯酶,提高心肌细胞内环腺苷酸含量,使 Ca^{2+} 通道磷酸化,促进钙内流而增加心肌细胞内 Ca^{2+} 浓度,发挥正性肌力作用;另一方面抑制血管平滑肌细胞内磷酸二酯酶,使环腺苷酸含量增加,胞质内 Ca^{2+} 浓度降低,血管舒张。临床主要用于治疗强心苷治疗无效的难治性慢性心力衰竭患者。

氨力农不良反应较多,常见的有恶心、呕吐、心律失常等。米力农作用较氨力农强 20 倍,长期应用可加快心率、增加耗氧量,缩短存活期,增加死亡率,仅供短期重度心力衰竭强心苷不耐受或效果不佳者。

三、ACEI

ACEI 不仅能缓解心力衰竭的症状,且能降低充血性心力衰竭的死亡率和改善预后,并能逆转左心室肥厚,防止心室的重构,现是治疗充血性心力衰竭的主要药物。

常用药物:卡托普利、依那普利、贝那普利等。

卡托普利为 ACEI,是目前治疗慢性心力衰竭的一线药物。

(一)抑制血管紧张素 I,转化酶的活性而降低血管紧张素 II 含量

卡托普利抑制血管紧张素 I 生成血管紧张素 II,使血管平滑肌扩张,外周阻力减轻,从而降低心脏前、后负荷,降低心肌耗氧量;也使醛固酮分泌减少,减轻

水钠潴留,减少回心血量,减轻心脏前负荷。

(二)抑制血管紧张素Ⅱ所致的心肌及血管的肥厚、增生

逆转心室重构肥厚及已出现的纤维组织和肌层内冠脉壁的增厚,提高心肌及血管的顺应性。此作用与它们对血管、血压的作用无关。

卡托普利可明显改善心功能,减少并发症,降低死亡率,明显降低高血压患者心力衰竭发生率,故可作为高血压并发心力衰竭患者的首选药。常与利尿药、地高辛合用作为治疗慢性心力衰竭的基础药物。

治疗应从小剂量开始,逐步增至最大耐受量。

四、减负荷药

(一)利尿药

利尿药是治疗心力衰竭的常规用药,主要通过增加 Na^+ 排出量,降低血管壁中 Na^+ 含量,减弱 Na^+/Ca^{2+} 交换,降低血管张力,从而减轻心脏负荷,改善心功能,增加心排血量。中效利尿药氢氯噻嗪单独应用,治疗轻度慢性心力衰竭效果良好;口服强效利尿药或噻嗪类与保钾利尿药合用,治疗中度慢性心力衰竭;严重心力衰竭、急性左心衰竭合并肺水肿时,选用强效利尿药如呋塞米静脉注射,可迅速缓解症状,注意同时补钾或与留钾利尿药合用。

(二)血管扩张药

血管扩张药是治疗慢性心力衰竭的辅助药物,不能代替强心苷和利尿药等作为常规治疗。临床主要用于对强心苷和利尿药无效的难治患者,即在常规治疗基础上加用扩血管药可提高疗效。血管扩张药用于慢性心力衰竭的基本药理作用:扩张静脉,减少回心血量,降低前负荷,使肺部淤血得以缓解;扩张小动脉,减少外周阻力,降低后负荷,改善心功能,增加心排血量,增加组织供血。

治疗慢性心力衰竭选用血管扩张药,临床根据患者血流动力学效应选药,如静脉压明显升高,肺淤血症状显著者,宜选用以扩张静脉降低前负荷为主的硝酸甘油;对外周阻力升高,心排血量明显减少的后负荷升高明显者,宜选用扩张动脉为主的肼屈嗪;对前后负荷都升高,心排血量明显降低者,应选用对静脉、动脉均扩张,且明显降低外周阻力、改善心功能的哌唑嗪、卡托普利;对顽固性、急性左心功能降低,心排血量,且明显减少者,宜选用硝普钠。

本类药物常见主要不良反应有水钠潴留、低血压、心动过速等。为减少不良反应,宜从小剂量开始逐渐增量,或采用扩血管药联合、交替使用。应用时要特别注意血压的变化。

第五节 抗动脉粥样硬化药

动脉粥样硬化是缺血性心脑血管病的病理基础。在我国,心脑血管病发病率与死亡率近年来也明显增加。因而,抗动脉粥样硬化药的研究日益受到重视。动脉粥样硬化病因、病理复杂,因此本类药物涉及面较广。本节主要介绍调血脂药、抗氧化药、多烯脂肪酸类药及保护动脉内皮药等。

血脂以胆固醇酯和甘油三酯为核心,胆固醇和磷脂构成球形颗粒。再与载脂蛋白相结合,形成脂蛋白溶于血浆进行转运与代谢。脂蛋白可分为乳糜微粒、极低密度脂蛋白、中间密度脂蛋白、低密度脂蛋白和高密度脂蛋白等。

一、HMG-CoA 还原酶抑制剂

羟甲基戊二酰辅酶 A(HMG-CoA)还原酶抑制剂又称为他汀类药,从真菌培养液中提取,用于临床的有洛伐他汀、普伐他汀、辛伐他汀以及人工合成的氟伐他汀、阿托伐他汀等。

(一)体内过程

除氟伐他汀口服吸收完全而迅速,不受食物的影响外,其他药物口服均吸收不完全,且易受食物的影响。药物大部分经肝代谢灭活,小部分经肾排泄。

(二)药理作用

HMG-CoA 还原酶是合成胆固醇的限速酶,因此能在肝脏竞争抑制 HMG-CoA还原酶,从而阻碍内源性胆固醇的合成,降低血浆总胆固醇水平。此外,他汀类药物还具有提高血管平滑肌对扩张血管物质的反应性、抑制血管平滑肌细胞增生、迁移和促进其凋亡、减少动脉壁泡沫细胞的形成、抑制巨噬细胞和单核细胞的黏附和分泌功能、抑制血小板聚集等作用。

(三)临床应用

他汀类药是原发性高胆固醇血症、杂合子家族性高胆固醇血症及糖尿病和肾性高脂血症的首选药。

(四)不良反应

该类药物不良反应轻,少数患者可有:①轻度胃肠道反应、头痛和皮疹。②血清转氨酶升高,肝病患者慎用或禁用。③无力、肌痛、肌酸磷酸激酶升高等骨骼肌溶解症状,普伐他汀不易进入骨骼肌细胞,此反应轻,与苯氧酸类、烟酸类、红霉素、环孢素合用则症状加重。

二、胆汁酸结合树脂

胆汁酸结合树脂是碱性阴离子交换树脂,不溶于水,不易被消化酶破坏,常用药物有考来烯胺和考来替泊。胆固醇在肝脏经 7α-羟化酶转化为胆汁酸排入肠道,95%被肠道重吸收形成肝肠循环,胆汁酸可反馈抑制 7α-羟化酶而减少胆汁酸的合成,肠道胆汁酸有利于胆固醇的吸收。这类药物与胆汁酸结合而妨碍胆固醇的吸收,达到降血脂的目的,主要用于治疗高胆固醇血症。常见的不良反应是恶心、腹胀、便秘等;长期使用可引起水溶性维生素缺乏;该药以氯化物形式出现,可引起高氯性酸中毒;可妨碍噻嗪类、香豆素类、洋地黄类药物吸收。

三、烟酸

烟酸是广谱调血脂药,用药 1~4 天可使极低密度脂蛋白和甘油三酯下降,与考来烯胺合用作用增强。其调血脂作用可能与抑制脂肪酶活性,肝脏合成甘油三酯的原料减少而使极低密度脂蛋白合成减少,继而引起低密度脂蛋白生成较少有关。可用于高脂血症和心肌梗死的治疗。可引起皮肤潮红、瘙痒等,服药前30分钟服用阿司匹林可缓解;也可引起恶心、呕吐、腹泻等胃肠刺激症状;大剂量可引起高血糖和高尿酸血症及肝功能异常。

四、苯氧酸类

苯氧酸类常用药物有吉非贝齐、苯扎贝特、非诺贝特、环丙贝特等。此类药物可明显降低血浆甘油三酯、极低密度脂蛋白,中度降低总胆固醇和低密度脂蛋白,升高高密度脂蛋白。此外还具有抑制血小板聚集、抗凝血、降低血浆黏度、增加纤溶酶活性作用。该类药物主要用于高脂血症。不良反应有恶心、腹痛和腹泻等,偶见皮疹、脱发、视力模糊、血常规和肝功能异常等。

五、多烯不饱和脂肪酸类

多烯不饱和脂肪酸类主要存在于玉米、葵花子等植物油中,也存在于海洋生物藻、鱼及贝壳类中。此类药物使血浆总胆固醇和低密度脂蛋白下降,甘油三酯、极低密度脂蛋白明显下降,高密度脂蛋白升高;也有抑制血小板聚集、使全血黏度下降、红细胞可变性增加、抑制血管平滑肌向内膜增生和舒张血管等作用。上述作用均有利于防治动脉粥样硬化。该类药物能竞争性地抑制花生四烯酸利用环氧酶,减少血栓素 A_2 的生成,其抗血小板作用可能与此有关。临床除用于降血脂外,也可用于预防血管再造术后的再梗阻。

六、抗氧化剂

氧自由基可对低密度脂蛋白进行氧化修饰,形成氧化修饰的低密度脂蛋白,有细胞毒性,通过以下途径促进动脉粥样硬化形成:①抑制低密度脂蛋白与其受体结合和巨噬细胞游走,使低密度脂蛋白不能被清除而沉积在动脉内壁下。②可损伤血管内皮。③促进血小板、白细胞与内皮细胞黏附。④分泌生长因子,造成血管平滑肌过度生长。

(一)维生素 E

维生素 E 苯环的羟基失去电子或 H^+,可清除氧自由基和过氧化物,也可抑制磷脂酶 A_2 和脂氧酶,减少氧自由基的生成,中断过氧化物和丙二醛生成。本身生成的生育醌又可被维生素 C 或氧化还原系统复原而继续发挥作用。能防止动脉粥样硬化病变过程。

(二)普罗布考

普罗布考口服吸收率低于 10%,且不规则,餐后服用吸收增加。降血脂作用弱,抗氧化作用强。主要与其他调血脂药合用治疗高胆固醇血症。用药后少数患者有消化道反应和肝功能异常;偶见嗜酸性粒细胞增加、感觉异常、血管神经性水肿;个别患者心电图 Q-T 间期延长。禁用于 Q-T 间期延长、心肌损伤的患者。

七、保护动脉内皮药

在动脉粥样硬化的发病过程中,血管内皮损伤有重要意义。机械、化学、细菌毒素因素都可损伤血管内皮,改变其通透性,引起白细胞和血小板黏附,并释放各种活性因子,导致内皮进一步损伤,最终促使动脉粥样硬化斑块形成。所以保护血管内皮免受各种因子损伤,是抗动脉粥样硬化的重要措施。

硫酸多糖是一类含有硫酸基的多糖,从动物脏器或藻类中提取或半合成的硫酸多糖如肝素、硫酸类肝素、硫酸软骨素 A、硫酸葡聚糖等都有抗多种化学物质致动脉内皮损伤的作用。对血管再造术后再狭窄也有预防作用。这类物质具有大量阴电荷,结合在血管内皮表面,能防止白细胞、血小板及有害因子的黏附,因而有保护作用,对平滑肌细胞增生也有抑制作用。

第六节　降血压药

一、雷米普利

(一)剂型规格

片剂:1.25 mg、2.5 mg、5 mg、10 mg。

(二)适应证

本品用于治疗原发性高血压,可单用或与其他降压药合用;用于治疗充血性心力衰竭,可单用或与强心药、利尿药合用;用于治疗急性心肌梗死(2～9 天)后出现的轻至中度心力衰竭。

(三)用法用量

1.成人常规剂量

口服给药。①原发性高血压:开始剂量为 1 次 2.5 mg,1 天 1 次晨服。根据患者的反应,如有必要在间隔至少 3 周后将剂量增至 1 天 5 mg。维持量为 1 天 2.5～5 mg,最大用量为 20 mg。如本药5 mg的降压效果不理想,应考虑合用利尿药等。②充血性心力衰竭:开始剂量为 1 次1.25 mg,1 天 1 次,根据需要 1～2 周剂量加倍,1 天 1 次或分 2 次给药。1 天最大用量不超过 10 mg。③急性心肌梗死后(2～9 天)轻到中度心力衰竭患者:剂量调整只能在住院的情况下对血流动力学稳定的患者进行。必须非常严密监测合并应用抗高血压药的患者,以免血压过度降低。起始剂量常为 1 次2.5 mg,早晚各 1 次。如果该起始剂量患者不能耐受(如血压过低),应采用 1 次 1.25 mg,早晚各 1 次。随后根据患者的情况,间隔 1～2 天剂量可加倍,至最大日剂量 10 mg,早晚各 1 次。本药应在心肌梗死后 2～9 天内服用,建议用药时间至少15 个月。

2.肾功能不全时剂量

开始剂量为 1 天 1.25 mg,最大日剂量为 5 mg。

3.肝功能不全时剂量

肝功能不全者对本药的反应可能升高或降低,在治疗初始阶段应密切监护。1 天最大用量为2.5 mg。

4.老年人剂量

老年患者(＞65 岁)应考虑采用低起始剂量(每天 1.25 mg),并根据血压控制的需要仔细调整用量。

5.其他疾病时剂量

有血压大幅度降低危险的患者(如冠状血管或者脑血管狭窄者),应考虑采用低起始剂量(1.25 mg/d)。

(四)注意事项

1.禁忌证

(1)对本药或其他 ACEI 过敏者。

(2)血管神经性水肿者,包括:①使用其他 ACEI 曾引起血管神经性水肿者。②遗传性血管性水肿者。③特发性血管性水肿者。

(3)孕妇。

(4)哺乳期妇女。

(5)孤立肾、移植肾、双侧肾动脉狭窄而肾功能减退者。

(6)原发性醛固酮增多症患者。

(7)血流动力学相关的左心室流入、流出障碍(如主动脉或二尖瓣狭窄)或肥厚型心肌病患者。

(8)急性心肌梗死后出现轻至中度心力衰竭者,伴有以下情况时禁用本药:①持续的低血压[收缩压低于 12 kPa(90 mmHg)]。②直立性低血压[坐位 1 分钟后收缩压降低≥2.7 kPa(20 mmHg)]。③严重心力衰竭。④不稳定型心绞痛。⑤威胁生命的室性心律失常。⑥肺源性心脏病。

(9)因缺乏治疗经验,本药还禁用于下列情况:①正接受甾体、非甾体抗炎药,免疫调节剂和(或)细胞毒性药物治疗的肾病患者。②透析患者。③原发性肝脏疾病或肝功能损害患者。④未经治疗的、失代偿性心力衰竭患者。⑤儿童。

2.慎用

(1)多种原因引起的粒细胞减少者(如中性粒细胞减少、发热性疾病、骨髓抑制、使用免疫抑制剂治疗、自身免疫性疾病如胶原性血管病、系统性红斑狼疮等引起者)。

(2)高钾血症患者。

(3)脑或冠状动脉供血不足者(血压降低可加重缺血,血压如大幅度下降可引起心肌梗死或脑血管意外)。

(4)肾功能障碍者(可致血钾增高、白细胞减少,并使本药潴留)。

(5)严重心力衰竭或血容量不足者。

(6)肝功能不全者。

（7）严格饮食限制钠盐或进行透析治疗者（首剂可能出现突然而严重的低血压）。

（8）主动脉瓣狭窄或肥厚型心肌病者。

（9）缺钠的患者（应用本药可能突然出现严重低血压与肾功能恶化）。

（10）外科手术/麻醉者。

3.药物对儿童的影响

未对本药进行儿童用药的研究,故本药禁用于儿童患者。

4.药物对老年人的影响

老年患者（>65 岁）对 ACEI 的反应较年轻人明显,同时使用利尿药、有充血性心力衰竭或肝、肾功能不全的老年患者,应慎用本药。

5.药物对妊娠的影响

孕妇（尤妊娠中晚期）应用本药可能导致胎儿损伤甚至死亡,故孕妇禁用本药。美国食品和药品监督管理局对本药的妊娠安全性分级为 C 级（妊娠早期）和 D 级（妊娠中晚期）。

6.药物对哺乳的影响

本药可通过乳汁分泌,哺乳期妇女禁用。

7.用药前后及用药时应当检查或监测

（1）建议短期内检查血清电解质、肌酐浓度和血常规（尤其是白细胞计数）,尤其是在治疗开始时,以及处于危险中的患者（肾功能损害和结缔组织疾病患者）,或者使用其他可能引起血常规变化的药物治疗的患者（如免疫抑制剂、细胞抑制药、别嘌呤醇、普鲁卡因胺）。肾功能障碍或白细胞缺乏者,在最初 3 个月内应每 2 周检查白细胞计数及分类计数 1 次,此后定期检查。用药期间,如有发热、淋巴结肿大和（或）咽喉疼痛症状,应立即检查白细胞计数。

（2）尿蛋白检查,每月 1 次。

（3）用药前和用药期间,应定期检查肝功能。

（4）在较高肾素-血管紧张素系统活性患者,由于血管紧张素转换酶的抑制,存在突然明显血压下降和肾功能损害的危险。在这种情况下,如果第一次使用本药或者增加剂量,应严密监测血压,直到预期不会出现进一步的急性血压下降。

（五）不良反应

在使用本药或其他 ACEI 治疗期间,可能发生下列不良反应。

1.心血管系统

当本药和（或）利尿药增量时,偶可见血压过度降低（低血压、直立性低血压）,表现为头晕、注意力丧失、出汗、虚弱、视觉障碍等症状,尤其是在使用本药治疗的初始阶段和伴有盐和（或）体液流失的患者（如已采用利尿治疗）、心力衰竭患者（尤其是急性心肌梗死后）和严重高血压患者;罕见晕厥。可能与血压明显下降相关的不良反应还有心动过速、心悸、心绞痛、心肌梗死、短暂性脑缺血发作、缺血性脑卒中。可能出现心律失常或心律失常加重。血管狭窄引起的循环紊乱可以加重。还可能出现血管炎。

2.泌尿生殖系统

偶见肾损害或肾损害加重,个别可出现急性肾衰竭。罕见蛋白尿及蛋白尿伴肾功能恶化。有肾血管疾病（如肾动脉狭窄）、肾移植或伴有心力衰竭的患者容易出现这种情况。原来有蛋白尿的患者尿蛋白可能增加,但糖尿病肾病患者蛋白的排泄也可能减少。本药也有出现阳痿和性欲降低的报道。

3.代谢/内分泌系统

偶见血钠降低及血钾升高,后者主要发生于肾功能不全者或使用保钾利尿药的患者。糖尿病患者可观察到血钾浓度的升高。本药极少引起男性乳腺发育。

4.呼吸系统

可出现刺激性干咳,夜间和平卧时加重,妇女和非吸烟者中更常见。少见支气管痉挛、呼吸困难、支气管炎、鼻窦炎或鼻炎、血管神经性水肿所致喉、咽和（或）舌水肿（黑种人 ACEI 治疗期间血管水肿的发生率较非黑种人高）。还可能出现支气管痉挛（特别是刺激性咳嗽的患者）。

5.消化系统

可见胃痛、恶心、呕吐、上腹部不适（某些患者胰酶升高）和消化功能紊乱。少见呕吐,腹泻,便秘,食欲丧失,口腔黏膜、舌或消化道炎症,口腔发干,口渴,肝功能异常（包括急性肝功能不全）、肝炎、胰腺炎和肠梗阻（不全梗阻）。罕见致命性肝坏死。如果出现黄疸或显著的肝功能升高,必须停药并进行监护治疗。

6.皮肤

可见皮疹（个别患者为斑丘疹、苔藓样疹或黏膜疹）、风疹、瘙痒症,或者累及唇、面部和（或）肢体的血管神经性水肿,此时需停药。也可能发生较轻微的非血管神经性的水肿,如踝关节周围水肿。少见多形性红斑、中毒性表皮坏死溶解。罕见天疱疮、银屑病恶化、银屑病样或天疱疮样皮肤或者黏膜病损、皮肤对光过敏、颜面潮红、脱发、甲癣及加重或诱发雷诺现象。某些皮肤反应可能伴有发热、肌肉痉挛、肌痛、关节痛、关节炎、血管炎、嗜酸性粒细胞增多和(或)抗核抗体滴度增加。如发生严重的皮肤反应,则应立即停药。

7.精神神经系统

少见头痛和疲劳,罕见困倦和嗜睡、抑郁、睡眠障碍、性欲减退、感觉异常、平衡失调、意识模糊、焦虑、神经质、疲乏、颤抖、听力障碍(如耳鸣)、视物模糊和味觉紊乱或者短暂丧失。

8.血液

可出现红细胞计数和血红蛋白浓度或血小板计数下降,尤其为肾功能损害、结缔组织病或同时服用别嘌呤醇、普鲁卡因胺或一些抑制免疫反应的药物的患者。罕见贫血、血小板减少、中性粒细胞减少、嗜酸性粒细胞增多,个别患者出现粒细胞减少或全血细胞减少(可能为骨髓抑制所致)、葡萄糖-6-磷酸脱氢酶缺乏症相关的溶血及溶血性贫血。

9.其他

尚未发现本药有致突变或致癌作用。

(六)药物相互作用

1.药物-药物相互作用

(1)与其他降压药合用时,降压作用加强。其中,与引起肾素释放或影响交感活性的药物同用,较两者的相加作用大;与β受体阻滞剂合用,较两者的相加作用小。

(2)与催眠药、镇静药、麻醉药合用血压明显下降。

(3)与其他扩血管药合用可能导致低血压,如合用,应从小剂量开始。

(4)与钾盐或保钾利尿药(如螺内酯、氨苯蝶啶、阿米洛利)合用可能引起血钾过高,合用时须严密监测血钾浓度。

(5)本药能增强口服降血糖药(如磺脲类及双胍类)和胰岛素的降糖效果,应注意有可能引起血糖过度降低。

(6)与锂盐合用可降低锂盐的排泄,由此增强锂的心脏和神经毒性,故应密切监测血锂浓度。

(7)非甾体抗炎药、镇痛药(如吲哚美辛、阿司匹林):可能减弱本药的降压效果,还可能增加肾功能损害和血清钾浓度升高的危险。

(8)麻黄含麻黄碱和伪麻黄碱,可降低抗高血压药的疗效。使用本药治疗的高血压患者,应避免使用含麻黄的制剂。

（9）本药与地高辛、醋硝香豆素合用无明显相互作用。

（10）氯化钠可减弱本药的降压作用和缓解心力衰竭症状。

（11）拟交感类血管升压药（如肾上腺素）：可能减弱本药的降压效果（推荐严密监测血压）。

（12）与别嘌醇、普鲁卡因胺、细胞抑制药、免疫抑制剂（如硫唑嘌呤）、有全身作用的皮质醇类和其他能引起血常规变化的药物合用，有增加血流动力学反应的可能性，尤其血液白细胞计数下降。

（13）与环孢素合用，可使肾功能下降。

（14）与别嘌醇合用，可引起超敏反应。

（15）与肝素合用，可能升高血清钾浓度。

（16）服用本药同时使用昆虫毒素脱敏治疗，存在严重过敏样反应的危险（如威胁生命的休克）。

2.药物-酒精/尼古丁相互作用

酒精可提高本药的降压能力，本药可加强酒精的效应。

3.药物-食物相互作用

从饮食中摄取过量的盐可能会减弱本药的降压效果。

二、缬沙坦

（一）剂型规格

胶囊：40 mg、80 mg、160 mg。

（二）适应证

本品用于治疗各类轻至中度高血压，尤其适用于对 ACEI 不耐受的患者。可单独或与其他抗高血压药物（如利尿药）联合应用。

（三）用法用量

1.成人常规剂量

口服给药：推荐剂量为 1 次 80 mg，1 天 1 次，可以在进餐时或空腹服用，建议每天在同一时间用药（如早晨）。降压作用通常在服药 2 周内出现，4 周时达到最大疗效。对血压控制不满意的患者，2～4 周增至 1 次 160 mg，1 天 1 次，也可加用利尿药。维持量为 1 次 80～160 mg，1 天 1 次。

2.肾功能不全时剂量

轻至中度肾功能不全患者无须调整剂量。

3.肝功能不全时剂量

非胆源性及胆汁淤积性肝功能不全患者无须调整剂量。轻至中度肝功能不全患者本药剂量不应超过 1 天 80 mg。

4.老年人剂量

老年患者不需调整给药剂量。

(四)注意事项

(1)禁忌证:①对本药或其他血管紧张素Ⅱ受体阻滞剂过敏者。②孕妇。③严重肾衰竭者(肌酐清除率<10 mL/min)患者(尚无用药经验)。

(2)慎用:①肝、肾功能不全者。②单侧或双侧肾动脉狭窄者。③低血钠或血容量不足者。④胆汁淤积或胆管阻塞者。⑤主动脉瓣或左房室瓣狭窄患者。⑥血管神经性水肿患者。⑦冠状动脉疾病患者。⑧肥厚型心肌病患者。⑨需要全身麻醉的外科手术患者。

(3)药物对儿童的影响:本药在小儿中的用药安全性和疗效尚不明确。尚无儿童用药的经验。

(4)药物对老年人的影响:尽管本药对老年人的全身性影响多于年轻人,但并无任何临床意义。

(5)药物对妊娠的影响:动物试验本药可致胎儿发育损害和死亡。尽管目前尚无人类用药经验,鉴于 ACEI 的作用机制,不能排除对胎儿的危害:胎儿从妊娠中期开始出现肾灌注,后者依赖于肾素-血管紧张素-醛固酮系统的发育,妊娠中、晚期应用本药,风险增高。因此,同任何直接作用于肾素-血管紧张素-醛固酮系统的药物一样,本药不能用于孕妇。美国食品和药品监督管理局对本药的妊娠安全性分级为 C 级(妊娠早期)和 D 级(妊娠中、晚期)。

(6)药物对哺乳的影响:动物试验本药可经乳汁排泌,但尚不明确在人体是否如此,故哺乳期妇女不宜用药。

(7)用药前后及用药时应当检查或监测血压、肾功能。

(五)不良反应

患者对本药耐受良好,不良反应较少且短暂、轻微,一般不需中断治疗。与 ACEI 比较,本药很少引起咳嗽。

(1)发生率>1%的不良反应有头痛、头晕、病毒感染、上呼吸道感染、疲乏、眩晕、腹泻、腹痛、恶心、关节痛等。

(2)发生率<1%的不良反应有水肿、虚弱无力、失眠、皮疹、性欲减退,尚不知这些反应是否与本药治疗有因果关系。

(3)罕见血管神经性水肿、皮疹、瘙痒及其他超敏反应(如血清病、血管炎等过敏性反应)。

(4)实验室检查发现,极个别患者发生血红蛋白和血细胞比容降低、中性粒细胞减少,偶见血清肌酐、血钾、总胆素和肝功能指标升高。

(5)尚未观察到本药有致突变、致畸或致癌作用。在临床试验中,极少数患者可出现关节炎、乏力、肌肉痛性痉挛、肌肉痛。

(6)其他:少数患者可导致病毒感染。

(六)药物相互作用

(1)与利尿药合用可增强降压作用。

(2)与保钾利尿药(如螺内酯、氨苯蝶啶、阿米洛利)、补钾药或含钾盐代用品合用时,可使血钾升高。

(3)本药可增加锂剂的毒性反应,可能是增加锂剂在肾脏近曲小管的重吸收所致。

(4)麻黄含有麻黄碱和伪麻黄碱,可降低抗高血压药的疗效。使用本药治疗的高血压患者应避免使用含麻黄的制剂。

(5)尽管本药有较高血浆蛋白结合率,但体外试验表明,本药与其他血浆蛋白结合率高的药物(如双氯芬酸、呋塞米和华法林)之间无血浆蛋白结合方面的相互作用。

(6)与地高辛、西咪替丁、阿替洛尔、氨氯地平、吲哚美辛、氢氯噻嗪、格列本脲等联合应用时,未发现有临床意义的相互作用。

(7)由于本药基本不被代谢,所以它与细胞色素 P450 还原酶系统的诱导剂或抑制剂通常不会发生有临床意义的相互作用。

三、利舍平

(一)剂型规格

利舍平片:0.1 mg、0.25 mg。利舍平注射液:1 mL,1 mg;1 mL,2.5 mg。

(二)适应证

(1)用于治疗轻、中度原发性高血压患者,尤其适用于伴精神紧张的患者,也常与肼屈嗪、氢氯噻嗪等合用治疗严重和晚期高血压患者。注射液可用于治疗高血压危象患者,但不推荐本药作为高血压治疗的第一线药物。

(2)用于精神病性躁狂症状患者。

(三)用法用量

1.成人常规剂量

(1)口服给药:高血压:1 次 0.1～0.25 mg,1 天 1 次,经过 7～14 天的剂量调整期,以最小有效剂量确定维持量。1 次最大用量为 0.5 mg。

(2)肌内注射:高血压危象初量为0.5～1 mg,以后按需要每4～6小时肌内注射0.4～0.6 mg。

2.儿童常规剂量

口服给药:1天按体重0.005～0.02 mg/kg或按体表面积0.15～0.6 mg/m^{2}给药,分1～2次服用。

(四)注意事项

1.交叉过敏

对萝芙木制剂过敏者对本药也过敏。

2.禁忌证

(1)对本药或萝芙木制剂过敏者。

(2)活动性胃溃疡患者。

(3)溃疡性结肠炎患者。

(4)抑郁症(尤其是有自杀倾向的抑郁症)患者。

(5)孕妇。

3.慎用

(1)心律失常、心肌梗死患者。

(2)癫痫患者。

(3)胆石症患者(本药可促使胆绞痛发作)。

(4)帕金森病患者。

(5)有精神抑郁史者。

(6)嗜铬细胞瘤患者。

(7)肾功能不全者。

(8)有胃溃疡、胃肠功能失调等病史者。

(9)呼吸功能差的患者。

(10)年老体弱者。

(11)哺乳期妇女。

4.药物对妊娠的影响

本药能透过胎盘,可使胎儿发生呼吸困难及呼吸道阻塞而危及胎儿生命。另外,还可能导致新生儿呼吸系统抑制、鼻充血、发绀、食欲减退、嗜睡、心动过缓、新生儿紧抱反射受抑制等。美国食品和药品监督管理局对本药的妊娠安全性分级为C级。

5.药物对哺乳的影响

本药可进入乳汁,引起婴儿呼吸道分泌增多、鼻充血、发绀、体温降低和食欲减退,哺乳期妇女应用时应权衡利弊。

6.药物对检验值或诊断的影响

(1)可干扰尿中 17-羟及 17-酮类固醇的测定。

(2)可使血清催乳素浓度增高。

(3)短期大量注射本药,可使尿中儿茶酚胺排出增多,而长期使用则减少。

(4)肌内注射本药,尿中香草杏仁酸排出最初增加约 40％,第 2 天减少,长期给药总排出量减少。

(五)不良反应

1.心血管系统

较少见心律失常、心动过缓、直立性低血压、下肢水肿等。

2.呼吸系统

较多见鼻塞,较少见支气管痉挛等。

3.精神神经系统

常见头痛、注意力不集中、精神抑郁、神经紧张、焦虑、多梦、清晨失眠,较少见手指强硬颤动等。精神抑郁的发生较隐匿,可致自杀,可出现于停药之后,并持续数月。

4.消化系统

较多见口干、食欲减退、恶心、呕吐、腹泻等。较少见胃痛、呕血及柏油样大便。胆石症患者还可促发胆绞痛。

5.泌尿生殖系统

常见性欲减退,可致阳痿。

(六)药物相互作用

1.药物与药物相互作用

(1)与利尿药或其他降压药合用,可使降压作用加强,应注意调整剂量。

(2)与中枢神经抑制药合用,可使中枢抑制作用加重。

(3)可使 β 受体阻滞剂作用增强,导致心动过缓。

(4)胍乙啶及其同类药与本药合用,可增加直立性低血压、心动过缓及精神抑郁等不良反应。

(5)与洋地黄毒苷或奎尼丁合用,可引起心律失常,虽常用剂量使用时甚少发生,但大剂量使用时须小心。

（6）与肾上腺素、异丙肾上腺素、去甲肾上腺素、间羟胺、去氧肾上腺素等合用，可使拟肾上腺素类药物的作用时间延长。

（7）与左旋多巴合用，可引起多巴胺耗竭而致帕金森病发作。

（8）与麻黄碱、苯丙胺等合用，可使儿茶酚胺贮存耗竭，使拟肾上腺素类药物的作用受抑制。

（9）与三环类抗抑郁药合用，本药的降压作用减弱，抗抑郁药作用也受干扰。

（10）与布洛芬合用，可使本药降压效果减弱。

（11）本药可通过耗竭去甲肾上腺素的贮存而使美芬丁胺无效。

（12）育亨宾可使本药的降压作用减弱。

2.药物-酒精/尼古丁相互作用

本药与酒精同用，可使中枢抑制作用加重。

四、地巴唑

（一）剂型规格

地巴唑片：10 mg，20 mg，30 mg。注射液：1 mL，10 mg。滴眼液：8 mL，8 mg。

（二）适应证

（1）用于轻度高血压患者，也可用于妊娠高血压综合征患者。

（2）用于心绞痛患者。

（3）用于脑血管痉挛及内脏平滑肌痉挛患者。

（4）用于脊髓灰质炎后遗症、外周颜面神经麻痹等神经疾病患者。

（5）滴眼液用于青少年假性近视。

（三）用法用量

1.成人常规剂量

（1）口服给药。①高血压、胃肠痉挛：1 次 10～20 mg，1 天 3 次，1 天最大量为 150 mg。②神经疾病：1 次 5～10 mg，1 天 3 次。

（2）静脉注射。脑血管痉挛：1 次 10～20 mg。

（3）皮下注射。高血压、胃肠痉挛等：10～20 mg。

2.儿童常规剂量

经眼给药青少年假性近视：本药滴眼液，首次使用时，每小时 4 次（每隔 15 分钟 1 次，每侧 1 次 1 滴，滴后闭目 5～10 分钟），用后查视力对比。以后 1 天睡前 1 小时滴 4 次，或上、下午各滴 2～3 次，连用 7～14 天以巩固并提高疗效。

（四）注意事项

（1）禁忌证：①血管硬化症患者。②有单纯疱疹病毒发病史（即鼻翼两旁和四周有成簇性水疱）者，不宜用本药滴眼液。

（2）慎用：尚不明确。

（3）药物对妊娠的影响尚不明确。

（五）不良反应

（1）可有多汗、头痛、发热等。大剂量时可引起多汗、面部潮红、轻度头痛、头晕、恶心、血压下降。

（2）使用滴眼液可见眼部刺激反应。

（六）药物相互作用

药物-药物相互作用尚不明确。

第四章

泌尿系统疾病常用药物

第一节 利 尿 药

利尿药是作用于肾脏,增加电解质和水的排泄,使尿量增多的药物。临床主要用于治疗各种原因引起的水肿,也用于非水肿性疾病,如高血压、高血钙、尿崩症等的治疗。利尿药根据作用部位及利尿作用强度分为 3 类。①高效能利尿药:主要作用于髓袢升支粗段髓质部和皮质部,包括呋塞米、依他尼酸、布美他尼等。②中效能利尿药:主要作用于髓袢升支粗段皮质部和远曲小管近端,包括噻嗪类(如氢氯噻嗪)、氯噻酮等。③低效能利尿药:主要作用于远曲小管和集合管,如螺内酯、氨苯蝶啶、阿米洛利等。

一、利尿药作用的生理学基础

尿液的生成是通过肾小球滤过、肾小管和集合管的重吸收及分泌而实现的,利尿药通过作用于肾小管不同部位而产生利尿作用(图 4-1)。

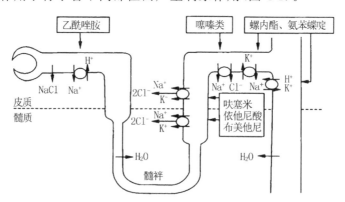

图 4-1 肾小管各段功能和利尿药作用部位

（一）肾小球滤过

正常成人每天经肾小球滤过产生的原尿达 180 L，但每天排出的尿量只有 1～2 L，这说明原尿中 99％的水和钠在肾小管和集合管中被重吸收。故单纯增加肾小球滤过率的药物，利尿作用不理想。

（二）肾小管的重吸收

原尿经过近曲小管、髓袢、远曲小管及集合管的过程中，99％的水、钠被重吸收。如果肾小管和集合管的上皮细胞对 Na^+ 和水的重吸收功能受到抑制，排出的钠和尿量就会明显增加。常用利尿药大多数都是通过抑制肾小管水和电解质的重吸收而产生排钠利尿作用。

1.近曲小管

此段重吸收 Na^+ 量占原尿 Na^+ 量的 60％～65％，主要通过 H^+-Na^+ 交换机制，H^+ 由肾小管细胞分泌到管液中，并将管液中 Na^+ 交换到细胞内。H^+ 来自肾小管细胞内 CO_2 和 H_2O 在碳酸酐酶的催化下生成的 H_2CO_3，乙酰唑胺可通过抑制碳酸酐酶的活性，使 H^+ 生成减少，H^+-Na^+ 交换减少，使肾小管腔内 Na^+ 和 HCO_3^- 增多，Na^+ 带出水分而产生利尿作用。但由于利尿作用较弱，又可引起代谢性酸中毒，现已少用。

2.髓袢升支粗段

髓袢升支粗段髓质和皮质部该段功能与利尿药作用关系密切，原尿中 20％～30％的 Na^+ 在此段被重吸收，是高效利尿药作用的重要部位。髓袢升支粗段上皮细胞的管腔膜有 Na^+-K^+-2Cl^- 共同转运载体将氯化钠主动重吸收，但不伴有水的重吸收，是形成髓质高渗区、尿液浓缩机制的重要条件。当原尿流经该段时，由于此段对水不通透，随着氯化钠的再吸收，原尿渗透压逐渐减低，此为肾脏对尿液的稀释功能。而转运到髓质间液中的氯化钠在逆流倍增机制作用下，与尿素一起共同形成髓质高渗区。当尿液流经集合管时，在抗利尿激素调节下，大量的水被重吸收，这是肾脏对尿液的浓缩功能。呋塞米等药抑制髓袢升支粗段髓质和皮质部 Na^+-K^+-2Cl^- 共同转运系统的功能，减少氯化钠重吸收，一方面降低了肾脏的稀释功能，另一方面由于髓质高渗区不能形成而降低了肾脏的浓缩功能，排出大量的稀释尿，引起强大利尿作用，故为高效能利尿药。

3.远曲小管与集合管

远曲小管近端重吸收原尿中 10％的 Na^+，由位于管腔膜的 Na^+-K^+-2Cl^- 共同转运系统介导，噻嗪类利尿药抑制该段 Na^+-K^+-2Cl^- 共同转运系统，可产生中度利尿作用。

远曲小管远端和集合管重吸收原尿 5% 的 Na^+，重吸收方式为 Na^+-H^+ 交换与 Na^+-K^+ 交换，Na^+-H^+ 交换受碳酸酐酶的调节，Na^+-K^+ 交换受醛固酮的调节。螺内酯、氨苯蝶啶等药作用于此部位，通过拮抗醛固酮或阻滞 Na^+ 通道，产生留钾排钠作用而利尿，所以此类药物又称留钾利尿药。

二、常用的利尿药

（一）高效利尿药

高效能利尿药(袢利尿药)主要作用于髓袢升支粗段髓质部与皮质部，最大排钠能力为肾小球滤过 Na^+ 量的 20% 以上。

1.呋塞米

呋塞米利尿作用强大而迅速。

（1）体内过程：口服易吸收，20～30 分钟起效，2 小时达高峰，维持 6～8 小时；静脉注射后 2～10 分钟起效，30 分钟血药浓度达高峰，维持 2～4 小时。主要原形从肾脏近曲小管分泌排泄。$t_{1/2}$ 为 30～70 分钟，肾功能不全的患者 $t_{1/2}$ 为 10 小时。

（2）药理作用：本品能抑制髓袢升支粗段髓质部和皮质部的 Na^+-K^+-$2Cl^-$ 共同转运系统，从而抑制氯化钠重吸收，同时影响肾脏对尿液的稀释和浓缩功能，利尿作用强而迅速。用药后尿量明显增加，Na^+、K^+、Cl^- 量排出增多，也增加 Mg^{2+} 和 Ca^{2+} 排出。由于 Na^+ 重吸收减少，使到达远曲小管尿液中的 Na^+ 浓度升高，促进 Na^+-K^+ 交换，K^+ 排出增加。由于排 Cl^- 量大于排 Na^+ 量，故可引起低氯性碱血症。此外，呋塞米还可抑制血管内前列腺素分解酶，使前列腺素 E_2 含量增加，能扩张小动脉，降低肾血管阻力，增加肾血流量，改善肾皮质内血流分布。

（3）临床用途。①严重水肿：可用于心、肝、肾性水肿的治疗，主要用于对其他利尿药无效的严重水肿。②肺水肿和脑水肿：对于肺水肿患者，可通过强大的利尿作用，迅速降低血容量，使回心血量减少，左心室充盈压降低，同时扩张小动脉，降低外周阻力，减轻左心室后负荷，迅速消除由左心衰竭所引起的肺水肿。对于脑水肿患者，由于排出大量低渗尿液，血液浓缩，血浆渗透压增高，也有助于消除脑水肿、降低颅内压。③肾衰竭：在急性肾衰竭的早期，本品产生强大的利尿作用，冲洗阻塞的肾小管，防止肾小管萎缩、坏死；同时能扩张肾血管，增加肾血流量。大剂量用于治疗慢性肾功能不全，可使尿量增加，水肿减轻。④加速毒物排泄：大量输液配合并使用呋塞米，产生强大利尿作用，加速毒物排泄，用于主要经肾排泄的药物、食物等中毒的抢救。⑤其他：高钙血症、高钾血症、心力衰竭及高血压危象等的辅助治疗。

（4）不良反应与用药护理。①水与电解质紊乱：表现为低血容量、低血钠、低血钾、低氯性碱血症，长期使用还可发生低血镁。低血钾易诱发强心苷中毒，对肝硬化患者，低血钾易诱发肝性脑病，所以应注意补充钾盐或与留钾利尿药合用以防低血钾。当低血钾、低血镁同时存在时，应注意纠正低血镁，否则单纯补钾不易纠正低血钾。②耳毒性：可引起与剂量有关的可逆性听力下降，表现为眩晕、耳鸣、听力下降或暂时性耳聋。肾功能不全及大剂量快速注射时更易发生。本品静脉注射要慢，并避免与氨基糖苷类抗生素合用。③胃肠道反应：表现为恶心、呕吐、腹痛、腹泻、胃肠道出血等，宜餐后服用。④高尿酸血症：由于可抑制尿酸的排泄，故长期应用可导致高尿酸血症而诱发痛风，痛风患者慎用。⑤变态反应：与磺胺类药物有交叉变态反应，可见皮疹、剥脱性皮炎、嗜酸性粒细胞增多等，偶可致间质性肾炎。长期应用可引起高血糖、高血脂。对磺胺类过敏者禁用，糖尿病、高脂血症、冠心病患者及孕妇慎用。

（5）药物相互作用：顺铂或氨基糖苷类抗生素与呋塞米合用，易引起耳聋；呋塞米与头孢菌素类（头孢噻啶、头孢噻吩、头孢乙腈）合用，降低头孢菌素的肾清除率，导致血药浓度升高，加重头孢菌素对肾脏的损害；与吲哚美辛合用，可减弱呋塞米的排钠利尿和舒张血管平滑肌的作用；阿司匹林、丙磺舒可减弱呋塞米的利尿作用。

2.布美他尼与依他尼酸

布美他尼作用和应用与呋塞米相似，特点是起效快、作用强、不良反应少、耳毒性低，用于顽固性水肿和急性肺水肿，对急、慢性肾衰竭尤为适宜，对用呋塞米无效的患者仍有效；依他尼酸化学结构与呋塞米不同，但利尿作用和机制与呋塞米相似，特点是利尿作用比呋塞米弱，不良反应较严重，耳毒性发生率高，临床应用受到限制。

（二）中效能利尿药

中效能利尿药主要作用于髓袢升支粗段皮质部和远曲小管近端，最大排钠能力为肾小球滤过 Na^+ 量的 $5\%\sim10\%$。

噻嗪类是临床广泛应用的一类口服利尿药和降压药，本类药物结构相似，在肾小管的作用部位及作用机制相同，主要区别是作用强度、起效快慢及维持时间各不相同，包括氢氯噻嗪、氢氟噻嗪和环戊噻嗪等。氯噻酮为非噻嗪类结构药物，但药理作用与噻嗪类相似。

氢氯噻嗪的用途、不良反应及用药护理如下。

1.作用与用途

(1)利尿作用:作用部位在髓袢升支粗段皮质部和远曲小管近端。抑制该段 Na^+-K^+-$2Cl^-$ 共同转运系统,从而抑制氯化钠的重吸收,降低肾脏对尿液的稀释功能而不影响浓缩功能,故利尿效能较呋塞米弱。尿中除含有较多的 Cl^-、Na^+ 外,K^+ 的排出也增加。本品利尿作用温和,可用于消除各型水肿,其中对轻、中度心源性水肿疗效较好。

(2)抗利尿作用:氢氯噻嗪可明显减少尿崩症患者的口渴感和尿量。其作用机制尚未阐明,临床上主要用于肾性尿崩症及用升压素无效的垂体性尿崩症。

(3)降血压:为治疗高血压病的基础药物之一,多与其他降压药物合用。

2.不良反应与用药护理

(1)电解质紊乱,长期应用可致低血钾、低血钠、低血镁、低氯性碱中毒等。其中低血钾最常见,表现为恶心、呕吐、腹泻、肌无力等。为避免发生低血钾应注意:给药宜从小剂量开始,视情况逐渐增加剂量,宜间歇给药,以减少电解质紊乱的发生;长期应用要适当补充钾盐或合用留钾利尿药,与强心苷类药物合用时要特别注意补钾,以免诱发强心苷的心脏毒性;用药期间让患者多食含钾丰富的食物。低血钠多见于低钠饮食、大量饮水、心力衰竭、肝硬化及肾病综合征伴有严重水肿者服用噻嗪类利尿药时。

(2)代谢障碍与剂量有关,长期应用可引起高尿酸血症、高血糖、高血脂。肾功能减退患者血尿素氮升高。痛风患者、糖尿病、高脂血症慎用。肾功能不全的患者禁用。

(3)变态反应可见皮疹、血小板减少、溶血性贫血、急性胰腺炎、光敏性皮炎等。与磺胺类药合用有交叉变态反应。

(三)低效能利尿药

低效能利尿药主要作用于远曲小管和集合管,最大排钠能力为肾小球滤过 Na^+ 量的 5% 以下。

本类药物抑制该段 Na^+ 的重吸收、减少 K^+ 的分泌,具有留钾排钠的作用。但利尿作用弱,单用效果差,常与排钾利尿药合用,以增强疗效,减少 K^+、Mg^{2+} 的排出。

1.螺内酯

螺内酯是人工合成的甾体化合物,化学结构与醛固酮相似。口服易吸收,服药1天起效,$2\sim3$ 天作用达高峰,停药 $2\sim3$ 天仍有利尿作用。

(1)作用与用途:螺内酯化学结构与醛固酮相似,在远曲小管末端和集合管与醛固酮竞争醛固酮受体,拮抗醛固酮而发挥排钠留钾的利尿作用。特点是利尿作用弱、起效慢,维持时间久。用于治疗与醛固酮升高有关的顽固性水肿,如肝硬化腹水或肾病综合征。由于利尿作用弱,常与噻嗪类或高效利尿药合用,以提高疗效,减少血钾紊乱。

(2)不良反应与用药护理。①高钾血症:久用可引起高血钾,尤其在肾衰竭时更易发生。严重肝、肾功能不全及高血钾者禁用。②性激素样作用:久用可致男性乳房发育、女性多毛症、月经周期紊乱、性功能障碍等,停药后可自行消失。③中枢神经系统反应:少数人出现头痛、嗜睡、步态不稳及精神错乱等。④胃肠道反应:恶心、呕吐、腹痛、腹泻及胃溃疡出血等。口服给药,以餐后服用为宜。胃溃疡患者禁用。

2.氨苯蝶啶和阿米洛利

氨苯蝶啶和阿米洛利两者化学结构不同,但作用机制相同,均为远曲小管和集合管钠通道阻滞剂。

(1)作用与用途:两者作用于远曲小管和集合管,阻断 Na^+ 的再吸收和 K^+ 的分泌,使 Na^+-K^+ 交换减少,从而产生留钾排钠的利尿作用。该作用与醛固酮无关。常与中效或强效利尿药合用治疗各种顽固性水肿,如心力衰竭、肝硬化和肾炎等引起的水肿。

(2)不良反应与用药护理:不良反应较少,长期服用可致高钾血症,严重肝、肾功能不全及高钾血症倾向者禁用。此外,氨苯蝶啶还可抑制二氢叶酸还原酶,干扰叶酸代谢,肝硬化患者服用此药引起巨幼红细胞性贫血。偶可引起变态反应,应予以注意。

第二节 脱 水 药

脱水药是指能迅速提高血浆渗透压而使组织脱水的药物,由于具有渗透性利尿作用,又称渗透性利尿药。多数脱水药的特点是在体内不被代谢或代谢较慢;静脉注射后不易透过血管壁进入组织;易经肾小球滤过;不易被肾小管重吸收;在血浆、肾小球滤过液和肾小管腔液中形成高渗透压,吸收组织水分,产生脱水和利尿作用。临床常用的药物有甘露醇、山梨醇、高渗葡萄糖。

一、甘露醇

甘露醇为己六醇,临床用其 20％的高渗水溶液。

(一)作用

1.脱水作用

静脉滴注 20％的高渗水溶液,甘露醇不易从毛细血管渗入组织,能迅速提高血浆渗透压,使组织间液水分向血浆转移,产生组织脱水作用;甘露醇不易进入脑或眼前房角等有屏障的特殊组织,故静脉滴注甘露醇高渗溶液,使这些组织脱水,能有效降低颅内压和眼内压。

2.利尿作用

静脉滴注后,一方面,因增加血容量,使肾血流量和肾小球滤过增加;另一方面,甘露醇从肾小球滤过后使肾小管腔内维持高渗透压,阻止水和电解质的重吸收,故能利尿。静脉滴注甘露醇高渗溶液后约10分钟起效,2～3小时达高峰,持续 6～8 小时,其最大排 Na^+ 能力为滤过 Na^+ 量的 15％左右,明显增加尿量,同时也增加 K^+、Cl^-、HCO_3^-、Mg^{2+} 等电解质的排出。

3.导泻作用

口服不吸收,刺激肠壁,使肠蠕动加快,可清洁肠道,排除体内废物。

(二)临床应用

(1)治疗脑水肿:临床多用甘露醇作为治疗急性脑水肿的首选脱水药物。

(2)青光眼:静脉滴注甘露醇可降低青光眼患者的眼内压。青光眼术前使用以降低眼内压,也可作为急性青光眼的应急治疗。

(3)防治急性肾衰竭:甘露醇可增加肾血流量,提高肾小球的滤过率;同时,通过渗透性利尿可维持足够尿流量,使肾小管充盈,稀释肾小管内有害物质,有效防止肾小管萎缩坏死。用于休克、创伤、严重感染、溶血和药物中毒等各种原因引起的急性少尿,以防治急性肾衰竭。

(4)用于肠道外科手术、纤维结肠镜检查、下消化道钡剂灌肠造影前的肠道清洁准备。

(5)其他:治疗大面积烧伤引起的水肿及促进体内毒物的排泄等。

(三)不良反应和用药监护

(1)静脉注射过快可引起头痛、头晕、视力模糊。静脉注射切勿漏出血管外,否则可引起局部组织肿胀,严重则可导致组织坏死。护士应注意观察,一旦发生该不良反应,应及时更换输液部位,并进行热敷。

(2)因血容量突然增加,加重心脏负荷,心功能减退或心力衰竭者禁用。

（3）颅内有活动性出血者禁用，以免因颅内压迅速下降而加重出血。

（4）气温较低时，易析出结晶，可用热水浴（80 ℃）加温，振摇溶解后使用。

二、山梨醇

山梨醇是甘露醇的同分异构体，其作用、临床应用、不良反应与甘露醇相似。山梨醇进入体内后，部分经肝脏转化为果糖而失去高渗作用，故作用弱于甘露醇。常用 25％水溶液治疗脑水肿、青光眼及心、肾功能正常的水肿、少尿患者。局部刺激性较大，可能导致高乳酸血症。

三、高渗葡萄糖

临床常用其 50％的高渗溶液，静脉注射时也可产生高渗性利尿和脱水作用。但因葡萄糖在体内易被代谢，作用弱且持续时间较短。单独用于脑水肿时可有反跳现象，一般与甘露醇交替使用。

四、利尿药与脱水药常用剂量

（一）呋塞米

片剂：20 mg。口服，每次 20 mg，1 天 1～2 次。从小剂量开始，可增加到每天 120 mg。间歇给药，服药1～3 天，停药 2～4 天。注射剂：20 mg：2 mL。每次 20 mg，每天 1 次或隔天 1 次，肌内注射或稀释后缓慢静脉滴注。

（二）布美他尼

片剂：1 mg。口服，每次 1 mg，每天 1～3 次，可逐渐增加剂量到每天 10 mg。注射剂：0.5 mg，剂量同口服。

（三）依他尼酸

片剂：25 mg。口服，每次 25 mg，每天 1～3 次。

（四）氢氯噻嗪

片剂：10 mg、25 mg。口服，成人每次 25～50 mg，每天 1～3 次，可增加到每天 100 mg。小儿按每天1～2 mg/kg（体重），每天 2 次。

（五）苄氟噻嗪

片剂：2.5 mg、5 mg、10 mg。口服，每次 2.5～10 mg，每天 1～2 次，酌情调整剂量。

（六）环戊噻嗪

片剂：0.25 mg、0.5 mg。口服，每次 0.25～0.5 mg，每天 2 次。

（七）氯噻酮

片剂：25 mg、50 mg、100 mg。口服，从小剂量开始，每次 25～100 mg，每天

1 次,酌情调整剂量。

(八)美托拉宗

片剂:2.5 mg、5 mg、10 mg。口服,每次 5～10 mg,每天 1 次,可酌情增加剂量。

(九)螺内酯

片剂:20 mg。口服,每次 20～40 mg,每天 2～3 次。

(十)氨苯蝶啶

片剂:50 mg。口服,每次 25～50 mg,每天 2～3 次,最大剂量不超过每天 300 mg,小儿每天不超过6 mg/kg。

(十一)阿米洛利

片剂:5 mg。口服,从小剂量开始,每次 2.5～5 mg,每天 1 次。可增加到每天 20 mg。

(十二)甘露醇

注射剂:10 g∶50 mL;20 g∶100 mL;50 g∶250 mL。每次 1～2 g/kg(体重),快速静脉滴注,必要时4～6小时重复使用。

(十三)山梨醇

注射剂:25 g∶100 mL;62.5 g∶250 mL。每次 1～2 g/kg(体重),快速静脉滴注,必要时 6～12 小时重复注射。

(十四)葡萄糖

注射剂:10 g∶20 mL;25 g∶50 mL;50 g∶100 mL。每次 40～60 mL(20～30 g),静脉注射。

第三节　其他泌尿系统药

一、升压素

(一)剂型规格

注射剂:5 mL∶0.1 g;1 mL∶20 U。

(二)用法用量

深部肌内注射。尿崩症:开始 1 次 0.1～0.2 mL,以后逐渐增加至 1 次 0.3～

1 mL,隔 1～3 天注射 1 次;儿童:视病情而定。腹胀:1 次 5～10 U,间隔 3～4 小时可重复。腹部 X 线摄影:1 次 5 U,摄影前 2 小时和 30 分钟各注射 1 次。肺或食管静脉破裂出血:1 次 10 U,加入 5% 葡萄糖注射液中缓慢静脉注射,约 15 分钟注完。对持续或反复呕血或咯血者,可用 10～400 U,加入 5% 葡萄糖注射液 500 mL 中连续 24 小时缓慢静脉滴注。

(三)作用用途

升压素为神经垂体所分泌的激素,是由 9 个氨基酸组成的多肽。其氨基酸的组成种属间略有差别,人和牛的升压素第 8 位是精氨酸,称为精氨酸升压素。而猪的升压素第 8 位是赖氨酸,称为赖氨酸升压素。本品直接作用于肾脏,促进远端肾小管和集合管对水的重吸收,起抗利尿作用,并可使周围血管收缩,导致血压升高、心律减慢,还可引起小肠、胆囊和膀胱平滑肌收缩。本品几乎无催产作用。口服后其有效成分易被胰淀粉酶破坏,故本品一般不口服。肌内注射后吸收良好,3～5 分钟开始生效,能维持 20～30 分钟。静脉注射作用更快,但维持时间更短。需要时可用静脉注射,为了延长作用时间,制成鞣酸升压素油制注射液,做深部肌内注射,其作用特点是吸收慢,维持时间长,可减少患者频繁注射的麻烦。1 次注射 0.3 mL,可维持 2～6 天,注射 1 mL 可维持 10 天左右。或以粉剂制成鼻吸入剂,作用同垂体后叶粉鼻吸入剂,但作用时间较长,可持续 6～12 小时。本品进入人体的有效成分大部分经肝、肾迅速破坏失活,以代谢物及原形药物从尿排出。在血浆中的半衰期很短,文献报道不一,为 5～15 分钟。升压素对尿崩症有良好疗效,可使尿量迅速减少和口渴减轻。用于诊断和治疗由于缺乏抗利尿激素而引起的尿崩症、肺或食管静脉破裂出血、手术后腹部膨胀及排除腹部气影,也用于其他药物效果不佳的腹部肌肉松弛。

(四)不良反应

本品大剂量应用可引起明显的不良反应,如脸色苍白、恶心、皮疹、痉挛、盗汗、胸闷、腹泻、肠绞痛、嗳气等。可引起妇女子宫痉挛。此外还可引起高钠血症、水潴留及变态反应,如荨麻疹、发热、支气管痉挛、神经性皮炎及休克。严重时可引起冠脉收缩、高血压、胸痛、心肌缺血或梗死等。

(五)注意事项

(1)注射前须将安瓿握于手中片刻传温,并充分摇匀,做深部肌内注射。

(2)剂量应随病情和患者耐受量高低酌情给予,耐受量低的患者不可多用,以免产生不良反应;耐受量高者,可 1 次注射 1 mL。

(3)高血压、冠心病、心力衰竭者及孕妇禁用。

（4）有血管病变者应避免使用本药。

（5）有哮喘或其他过敏性疾病、癫痫、偏头痛等患者慎用。

（6）本品对注射局部有刺激，易出现血栓，故应注意更换注射部位。

（7）食管静脉破裂出血开始静脉滴注时，须同时每间隔30分钟舌下含硝酸甘油片，连续6小时，以防冠状动脉不良反应发生。

（8）注射时喝1～2杯水可减轻不良反应。

（9）避光保存于阴凉处。

二、去氨加压素

（一）剂型规格、用法用量

片剂（醋酸盐）0.1 mg、0.2 mg，口服。中枢性尿崩症：开始1次0.1～0.2 mg，1天3次，再根据疗效调整剂量，1天总量0.2～1.2 mg；儿童1次0.1 mg，1天3次。夜间遗尿症：首剂0.2 mg，睡前服用，如疗效不显著，可增至0.4 mg，连续用药3个月后停药至少1周，以便评估是否需要继续治疗。注射剂1 mL：4 μg，静脉注射。中枢性尿崩症：1次1～4 μg（0.25～1 mL），1天1～2次；儿童：1岁以上1次0.4～1 μg（0.1～0.25 mL），1岁以下1天0.2～0.4 μg（0.05～0.1 mL），1天1～2次。肌内或皮下注射：肾尿液浓缩功能测验，1次4 μg；儿童：1岁以上1次1～2 μg（0.25～0.5 mL），1岁以下1次0.4 μg（0.1 mL），婴儿可鼻腔给药。上述给药途径均在1小时内完成，应尽量排空尿液。用药后8小时应收集2次尿样，分析尿渗透压。出血及手术前预防出血：1次0.3 μg/kg，用0.9%氯化钠注射液稀释至50～100 mL，在15～30分钟内做静脉输液，必要时可按起始剂量间隔6～12小时重复给药1～2次；若再多次重复此剂量，效果将会降低。鼻喷雾剂2.5 mL：0.1 mg（10 μg/喷）；滴鼻剂2.5 mL：0.25 mg。中枢性尿崩症：鼻腔给药，1天20～40 μg，儿童10～20 μg，分1～3次用。夜间遗尿症：鼻腔给药，有效剂量10～40 μg，先从20 μg开始，睡前给药，治疗期间限制饮水并注意观察。肾尿液浓缩功能试验：鼻腔给药，1次40 μg，1岁以上儿童1次10～20 μg。

（二）作用用途

去氨加压素是在升压素V_2受体高亲和力同系物的研究中开发出来的，其化学结构与人体自然产生的激素精氨酸升压素相类似，但因有两处改变，故显著增强了抗利尿作用，而对平滑肌的作用却很弱，因此避免了引起高血压的不良反应。另外，使用本品高剂量，即按0.3 μg/kg静脉或皮下注射，可增加血浆内促凝血因子Ⅷ的活性2～4倍,也可增加血中血管性血友病抗原因子,与此同时释放出组织型纤溶酶原激活物,故可用于控制或预防某些疾病在小手术时的出血或药物诱发的出血。本品按0.3 $\mu g/kg$剂量注射后,平均值约为600 pg/mL的最高血浆浓度约在1小时出现。半衰期为3～4小时。多数患者口服或注射本品,其抗利尿作用可维持8～12小时,凝血效应维持在8～12小时。临床用于:①中枢性尿崩症及颅外伤或手术所致的暂时性尿崩症。用本品后可减少尿排出,增加尿渗透性,减低血浆渗透压,减少尿频和夜尿。本品一般对肾原性尿崩症无效。②治疗5岁以上患有夜间遗尿症的患者。③肾尿液浓缩功能试验:有助于对肾功能的鉴别,对于诊断不同部位的尿道感染尤其有效。④对于轻度血友病及Ⅰ型血管性血友病患者,在进行小型外科手术时可控制出血或预防出血。⑤对于因尿毒症、肝硬化及先天的或用药物诱发的血小板功能障碍而引起的出血时间过长和不明原因的出血,用本品可使出血时间缩短或恢复正常。

(三)不良反应

(1)少部分患者出现头痛、恶心、胃痛、变态反应、水潴留及低钠血症。

(2)高剂量时可引起短暂的血压降低、反射性心脏搏动快速及面部潮红、眩晕、疲乏等。

(3)注射给药时,可致注射部位疼痛、肿胀。

(四)注意事项

(1)习惯性或精神性烦渴、不稳定型心绞痛、心力衰竭、Ⅱ$_B$型血管性血友病、对防腐剂过敏患者等禁用。

(2)婴幼儿及老年人、体液或电解质平衡紊乱、易产生颅内压增高的患者及孕妇应谨慎使用本品,防止体液蓄积。

(3)1岁以下婴儿必须在医院监护下实行肾浓缩功能试验。

(4)用药期间需要监测患者的尿量、渗透压和体重,对有些患者还需测试血浆渗透压。

(5)用于止血,对需要服用利尿药的患者,必须采取适当的措施,防止体液积蓄过多。

(6)在治疗遗尿症时,用药前1小时至用药后8小时内需限制饮水量。当用于诊断检查时,用药前1小时至用药后8小时内饮水量不得超过500 mL。

(7)超量给药会增加水潴留和低钠血症的危险,治疗低钠血症时的用药应视具体病情而定。对无症状的低钠血症患者,除停用去氨加压素外,还应限制饮水量。对有症状的患者,可根据症状输入等渗或高渗氯化钠液,当体液潴留症状严重时(抽搐或神志不清),需加服呋塞米。

(8)鼻腔用药后,鼻黏膜若出现瘢痕、水肿或其他病变时,应停用鼻腔给药法。

(9)吲哚美辛会加重患者对本品的反应,但不会影响其反应持续时间。

(10)一些可释放抗利尿激素的药物,如三环类抗抑郁药、氯丙嗪、卡马西平等,可增加抗利尿作用并有引起体液潴留的危险。

三、奥昔布宁

(一)剂型规格、用法用量

片剂(盐酸盐):5 mg,口服,1 次 2.5～5 mg,1 天 2～4 次;儿童:5 岁以上 1 次 2.5 mg,1 天 2 次。

(二)作用用途

本品为解痉药,具有较强的抗胆碱能作用和平滑肌解痉作用。本品直接作用于平滑肌,能选择性作用于膀胱逼尿肌,恢复逼尿肌正常功能,减少膀胱不自主收缩,减轻尿急、尿频的痛苦。同时也可增加膀胱的容量,延长两次排尿间隔时间,减少排尿次数。本品抗痉挛作用为阿托品的 4～6 倍,而不良反应只为阿托品的 1/5。本品用药后 30 分钟起效,作用持续约 6 小时。药物由尿排泄。本品用于各种尿急、尿频、尿失禁、遗尿等,对膀胱炎、尿道炎、尿路感染引起的尿频症状最为适用。

(三)不良反应

可出现抗胆碱类药物的不良反应,但程度较轻。偶见口干、面色潮红、少汗、视力模糊、心悸、嗜睡、头晕、恶心、呕吐、便秘等,但服药后 2～3 周症状可减轻或自行消失。

(四)注意事项

(1)心、肾功能不全,青光眼,胃、十二指肠梗阻,胃肠道出血,肠张力减弱,溃疡性结肠炎,重症肌无力,阻塞性尿道疾病等患者禁用。

(2)孕妇及 5 岁以下小儿慎用。

四、爱普列特

(一)剂型规格、用法用量

片剂:5 mg。口服,1 次 5 mg,1 天 2 次,早晚各 1 次(饭前饭后均可),疗程为 4 个月,或遵医嘱。

(二)作用用途

本品为选择性抑制剂,其作用机制是通过抑制睾酮转化为双氢睾酮而降低前列腺体内双氢睾酮的含量,导致增生的前列腺体萎缩。口服后吸收迅速,15 分钟即可自血清中检出,3～4 小时达峰值,平均蛋白结合率为 97％,分布容积约为0.5 L/kg。连续给药(每天2 次)至第 6 天血药浓度达稳态,主要通过消化道排泄,半衰期为 7.5 小时。本品适用于治疗良性前列腺增生症,改善因腺体良性增生的有关症状。

(三)不良反应

不良反应可见轻微恶心、食欲减退、头昏、失眠、性欲下降、射精量下降等,其发生率约为 3.7％。

(四)注意事项

(1)服用本品可导致血清前列腺特异性抗原值下降,而干扰对前列腺癌的诊断。在使用血清前列腺特异性抗原指标检测前列腺癌时,医师应充分考虑此影响因素。

(2)妇女、儿童及对本品过敏者禁用。

第五章

内分泌系统疾病常用药物

第一节 甲状腺激素及抗甲状腺药

甲状腺分泌的甲状腺激素是维持人体正常代谢和生长发育所必需的激素,影响全身各器官系统的功能和代谢状态。各种原因所致的甲状腺功能减退或亢进,以致体内甲状腺激素水平过低或过高所引起各种症状,需要分别应用甲状腺激素或抗甲状腺药物治疗。

本节包括的药物为作为替代治疗药物的甲状腺片(口服常释剂型)及抗甲状腺药物甲巯咪唑(口服常释剂型)和丙硫氧嘧啶(口服常释剂型)。

一、甲状腺片

(一)药理学

甲状腺激素对机体的作用广泛,具有促进分解代谢(生热作用)和合成代谢作用,对人体正常代谢及生长发育有重要影响;因此对婴幼儿中枢的发育甚为重要。甲状腺激素的基本作用是诱导新生蛋白质,包括特殊酶系的合成,调节蛋白质、碳水化合物和脂肪三大物质,以及水、盐和维生素的代谢。甲状腺激素诱导细胞 Na^+-K^+泵(Na^+-K^+-ATP 酶)的合作并增强其活力而使能量代谢和氧化磷酸化增强。甲状腺激素(主要是 T_3)还与核内特异性受体相结合,激活的受体与甲状腺激素应答元件上特异的序列相结合,从而促进新的蛋白质(主要为酶)的合成。

口服吸收入血后,绝大部分甲状腺激素与血浆蛋白(主要是甲状腺素结合球蛋白)结合,仅约0.03%的甲状腺素 T_4 和 0.3% T_3 以游离形式存在。只有游离甲状腺激素才能进入靶细胞发挥生物效应。部分 T_4 在肝、肾等脏器中转化为 T_3,其量占 T_3总量的 70%~90%。游离 T_3、T_4 进入靶细胞后,T_4 转化为 T_3,后者与

其受体的亲和力较 T_4 高 10 倍,作用增强 4 倍,故 T_3 是主要的具有活性的甲状腺激素,而 T_4 则被视为激素原。T_4 半衰期为 6～8 天,而 T_3 为 1 天。甲状腺激素在肝内降解并与葡糖醛酸和硫酸结合后,通过胆汁排泄。

(二)适应证

(1)各种原因引发的甲状腺激素缺乏(甲状腺功能减退或黏液性水肿)者的替代治疗,不包括亚急性甲状腺炎恢复期出现的暂时性亚临床甲状腺功能减退。

(2)非地方性单纯性甲状腺肿者。

(3)预防和治疗甲状腺结节。

(4)促甲状腺激素依赖性甲状腺癌的辅助治疗。

(5)抗甲状腺治疗的辅助用药,防止甲状腺功能减退症状的发生和甲状腺进一步肿大。

(6)防止颈部放射治疗(以下简称放疗)患者甲状腺癌的发生。

(7)防止某些药物如碳酸锂、水杨酸盐及磺胺类药物所致甲状腺肿大者。

(8)甲状腺功能试验的抑制剂,此用途仅限于 T_3。

(三)禁忌证

(1)对本药过敏者。

(2)患有以下疾病或未经治疗的以下疾病患者:肾上腺功能不全、垂体功能不全、甲状腺毒症、冠心病、心绞痛、动脉硬化、高血压患者。

(3)急性心肌梗死、急性心肌炎和急性全心炎患者。

(4)非甲状腺功能减退心力衰竭、快速性心律失常患者。

(四)不良反应

甲状腺激素如用量适当无任何不良反应。使用过量则引起心动过速、心悸、心绞痛、心律失常、头痛、神经质、兴奋、不安、失眠、骨骼肌痉挛、肌无力、震颤、出汗、潮红、怕热、腹泻、呕吐、体重减轻等类似甲状腺功能亢进的症状。T_3 过量时,不良反应的发生较 T_4 或甲状腺片快。减量或停药可使所有症状消失。T_4 过量所致者,症状消失较缓慢。

(五)注意事项

(1)糖尿病患者、心肌缺血患者慎用。

(2)对病程长、病情重的甲状腺功能减退或黏液性水肿患者使用本类药应谨慎小心,开始用小剂量,以后缓慢增加直至生理替代剂量。

(3)伴有垂体前叶功能减退或肾上腺皮质功能不全患者,应先服用糖皮质激素,待肾上腺皮质功能恢复正常后再用本类药。

（4）本药不易透过胎盘，甲状腺功能减退者在妊娠期间无须停药。对于患有甲状腺功能亢进的孕妇，必须单独使用抗甲状腺药物进行治疗，而不宜将本药与抗甲状腺药物合用，否则可能会导致胎儿甲状腺功能减退。美国食品和药品监督管理局对本药的妊娠安全性分级为 A 级。

（5）老年患者对甲状腺激素较敏感，超过 60 岁者甲状腺激素替代需要量比年轻人约低 25%，而且老年患者心血管功能较差，应慎用。

（六）药物相互作用

（1）糖尿病患者服用甲状腺激素应视血糖水平适当增加胰岛素或降血糖药剂量。

（2）甲状腺激素与抗凝剂如双香豆素合用时，后者的抗凝作用增强，可能引起出血；应根据凝血酶原时间调整抗凝剂剂量。

（3）本类药与三环类抗抑郁药合用时，两类药的作用及毒副作用均有所增强，应注意调整剂量。

（4）服用雌激素或避孕药者，因血液中甲状腺素结合球蛋白水平增加，合用时甲状腺激素剂量应适当调整。

（5）β肾上腺素受体拮抗药可减少外周组织 T_4 向 T_3 的转化，合用时应注意。

（七）用法和用量

1.成人

口服，开始为 1 天 15～20 mg，逐步增加，维持量一般为 1 天 90～120 mg，少数患者需 1 天 180 mg。

2.婴儿及儿童

完全替代量：①6 个月以下，1 天 15～30 mg；②6 个月至 1 岁，1 天 30～60 mg；③2～3 岁，1 天 60～90 mg；④4～7 岁，1 天 90～120 mg；⑤8～14 岁，1 天120～150 mg。

开始剂量应为完全替代剂量的 1/3，逐渐加量。由于本品 T_3、T_4 含量及二者比例不恒定，在治疗中应根据临床症状及 T_3、T_4、促甲状腺激素检查调整剂量。

（八）制剂和规格

甲状腺片：10 mg、40 mg、60 mg。

二、甲巯咪唑

（一）药理学

本药属咪唑类抗甲状腺药，能抑制甲状腺激素的合成。本药通过抑制甲状腺内过氧化物酶，阻止摄入到甲状腺内的碘化物氧化及酪氨酸耦联，从而阻碍

T_4 的合成。由于本药并不阻断贮存的甲状腺激素释放,也不对抗甲状腺激素的作用,故只有当体内已有甲状腺激素被耗竭后,本药才产生明显的临床效应。本药抑制甲状腺激素合成的作用略强于丙硫氧嘧啶,持续时间也较长。

此外,本药尚有轻度免疫抑制作用,抑制甲状腺自身抗体的产生,降低血液循环中甲状腺刺激性抗体水平,使抑制性 T 细胞功能恢复正常。

口服后迅速被吸收,吸收率为 70%～80%。起效时间为 3～4 周,对使用过含碘药物或甲状腺肿大明显者,可能需要 12 周才能发挥作用。吸收后广泛分布于全身,但浓集于甲状腺,可透过胎盘,也能经乳汁分泌。本药不与血浆蛋白结合,原形药及其他代谢物 75%～80% 随尿液排泄,半衰期约 3 小时(也有报道为 4～14 小时)。

(二)适应证

本品为抗甲状腺药物。用于各种类型的甲状腺功能亢进,包括毒性弥漫性甲状腺肿(伴有自身免疫功能紊乱、甲状腺弥漫性肿大,可有突眼)、甲状腺瘤、结节性甲状腺肿及甲状腺癌引起的甲状腺功能亢进。在毒性弥漫性甲状腺肿中,尤其适用于以下几种情况。

(1)病情较轻,甲状腺轻至中度肿大者。

(2)甲状腺手术后复发,但又不适合放射性[131]I 治疗者。

(3)手术前准备。

(4)作为[131]I 放疗的辅助治疗。

(三)禁忌证

(1)对本药过敏者。

(2)哺乳期妇女。

(四)不良反应

1.较多见的不良反应

发生率为 3%～5%,可出现皮疹、皮肤瘙痒,此时需根据情况停药或减量,并加抗过敏药物,待变态反应消失后再重新由小剂量开始,必要时换一种制剂。

2.严重不良反应

血液系统异常,轻度白细胞减少较为多见,严重的粒细胞缺乏较少见,后者可无先兆症状即发生,有时可出现发热、咽痛,应及时停药,并查血常规,及早处理粒细胞缺乏。再生障碍性贫血也可能发生。因此,在治疗过程中,尤其前两个月应定期检查血常规。

3.其他不良反应

其他不良反应包括味觉减退、恶心、呕吐、上腹部不适、关节痛、头晕、头疼、脉管炎(表现为患部红、肿、痛)、红斑狼疮(表现为发热、畏寒、全身不适、软弱无力)。

4.罕见的不良反应

肝炎(可发生黄疸,停药后黄疸可持续至10周开始消退)、肾炎等;其他少见血小板减少,凝血因子Ⅱ或凝血因子Ⅶ降低。

(五)注意事项

1.有下列情况者慎用

(1)对其他甲巯咪唑复合物过敏者。

(2)血白细胞计数偏低者。

(3)肝功能不全者。

2.对儿童的影响

儿童用药过程中应注意避免出现甲状腺功能减低,必要时可酌情加用甲状腺片。

3.对老年人的影响

老年人尤其是肾功能不全者,应酌情减量给药,必要时可酌情加用甲状腺片。

4.对妊娠的影响

本药可透过胎盘,孕妇用药应谨慎,必须用药时宜采用最小有效剂量。甲状腺功能亢进孕妇在妊娠后期病情可减轻,此时可减少抗甲状腺的药物的用量,部分患者于分娩前2～3周可停药,但分娩后不久可再次出现明显的甲状腺功能亢进症状。美国食品和药品监督管理局对本药妊娠安全性分级为D级。

5.对哺乳的影响

本药可由乳汁分泌,哺乳期妇女服用较大剂量时,可能引起婴儿甲状腺功能减退,故服药时应暂停哺乳。

6.随访检查

用药前后及用药时应当检查或监测血常规、肝功能、甲状腺功能。

7.对诊断的干扰

本药能使凝血酶原时间延长,并使血清碱性磷酸酶、天门冬氨酸氨基转移酶和丙氨酸氨基转移酶增高。

(六)药物相互作用

(1)本药通过降低凝血因子的代谢而降低抗凝剂的敏感性,从而降低抗凝剂的疗效。与抗凝剂合用时,应密切监测凝血酶原时间和国际标准化比值。

(2)氨基水杨酸、保泰松、巴比妥类、酚妥拉明、妥拉唑林、维生素 B_{12}、磺胺类、磺酰脲类等药物都可能抑制甲状腺功能,引起甲状腺肿大,与本药合用时须注意。

(3)高碘食物或药物的摄入可使甲状腺功能亢进病情加重,使抗甲状腺药需要量增加或用药时间延长。

(七)用法和用量

1.成人

(1)甲状腺功能亢进:一般开始用量 1 天 30 mg,分 3 次服用。可根据病情轻重调整为 1 天15～40 mg,1 天最大量为 60 mg。当病情基本控制(体重增加、心率低于每分钟 90 次、血清 T_3 和 T_4 水平恢复正常),需 4～8 周开始减量,每 4 周减 1/3～1/2。维持量 1 天 5～15 mg,一般需要治疗 18～24 个月。

(2)甲状腺功能亢进术前准备:按上述剂量连续用药,直至甲状腺功能正常,在术前 7～10 天加用碘剂。

(3)甲状腺危象:1 天 60～120 mg,分次服用。在初始剂量服用 1 小时后加用碘剂。

2.儿童

口服,甲状腺功能亢进 1 天 0.4 mg/kg,分 3 次服用;维持剂量为 1 天0.2 mg/kg。

(八)制剂和规格

甲巯咪唑片:5 mg;10 mg。

三、丙硫氧嘧啶

(一)药理学

本药为硫脲类抗甲状腺药,主要抑制甲状腺激素的合成。其机制为抑制甲状腺内过氧化物酶,阻止摄入到甲状腺内的碘化物氧化及酪氨酸耦联,从而阻碍 T_4 的合成。同时,本药通过抑制 T_4 在外周组织中脱碘生成 T_3,故可在甲状腺危象时起到减轻病情的即刻效应。由于本药并不阻断贮存的甲状腺激素释放,也不对抗甲状腺激素的作用,故只有当体内已有甲状腺激素被耗竭后,本药才产生明显的临床效应。

此外,本药尚有免疫抑制作用,可抑制 B 细胞合成抗体,抑制甲状腺自身抗体的产生,使血促甲状腺激素受体抗体消失。恢复抑制 T 细胞功能,减少甲状腺组织淋巴细胞浸润,从而使毒性弥漫性甲状腺肿的免疫紊乱得到缓解。

口服迅速吸收,生物利用度为 $50\%\sim80\%$。给药后 1 小时血药浓度达峰值。药物吸收后分布到全身各组织,主要在甲状腺中聚集,肾上腺及骨髓中浓度亦较高,还可透过胎盘(但比甲巯咪唑少)。血浆蛋白结合率约为 $76.2\%(60\%\sim80\%)$。药物主要在肝脏代谢,60% 被代谢破坏;其余部分 24 小时内从尿中排出,也可随乳汁排出。在血中半衰期很短(1~2 小时),但由于在甲状腺中的聚集作用,其生物作用可持续较长时间。当肾功能不全时,半衰期可长达8.5 小时。

(二)适应证

(1)用于治疗各种类型的甲状腺功能亢进,包括毒性弥漫性甲状腺肿(伴有自身免疫功能紊乱、甲状腺弥漫性肿大、可有突眼)。在毒性弥漫性甲状腺肿中,尤其适用于:①病情较轻,甲状腺轻至中度肿大者。②儿童、青少年及老年患者。③甲状腺手术后复发,但又不适合放射性[131]I 治疗者。④手术前准备。⑤作为[131]I放疗的辅助治疗。⑥妊娠合并毒性弥漫性甲状腺肿者。

(2)用于治疗甲状腺危象(作为辅助治疗,以阻断甲状腺激素的合成)。

(三)禁忌证

(1)对本药或其他硫脲类抗甲状腺药物过敏者。

(2)严重的肝功能损害者。

(3)白细胞严重缺乏者。

(4)结节性甲状腺肿伴甲状腺功能亢进者。

(5)甲状腺癌患者。

(四)不良反应

本药的不良反应大多发生在用药的前 2 个月。

1.常见不良反应

头痛、眩晕、关节痛、唾液腺和淋巴结肿大及味觉减退、恶心、呕吐、上腹部不适。也有皮疹、皮肤瘙痒、药物热。

2.血液不良反应

血液不良反应多为轻度粒细胞减少,少见严重的粒细胞缺乏、血小板减少、凝血因子Ⅱ或凝血因子Ⅶ降低、凝血酶原时间延长。另可见再生障碍性贫血。

3.其他不良反应

可见脉管炎(表现为患部红、肿、痛)、红斑狼疮(表现为发热、畏寒、全身不适、软弱无力)。

4.罕见不良反应

间质性肺炎、肾炎、肝功能损害(血清碱性磷酸酶、天门冬氨酸氨基转移酶和丙氨酸氨基转移酶升高、黄疸)。

(五)注意事项

1.有下列情况者慎用

(1)外周白细胞计数偏低者。

(2)肝功能异常者。

2.对儿童的影响

儿童用药过程中应注意避免出现甲状腺功能减低,必要时可酌情加用甲状腺片。

3.对老年人的影响

老年人尤其是肾功能不全者,应酌情减量给药,必要时可酌情加用甲状腺片。

4.对妊娠的影响

本药透过胎盘量较甲巯咪唑少,妊娠合并毒性弥漫性甲状腺肿可选用本药。鉴于孕妇用药可导致胎儿甲状腺肿、甲状腺功能减退,故孕妇用药应谨慎,宜采用最小有效剂量,一旦出现甲状腺功能偏低即应减量。美国食品和药品监督管理局对本药的妊娠安全性分级为 D 级。

5.对哺乳的影响

哺乳期妇女服用剂量较大时,可能引起婴儿甲状腺功能减退,故哺乳期妇女禁用本药。

6.随访检查

用药前后及用药时应当检查或监测血常规及肝功能。

7.对诊断的干扰

本药能使凝血酶原时间延长,并使血清碱性磷酸酶、天门冬氨酸氨基转移酶和丙氨酸氨基转移酶增高。

(六)药物相互作用

(1)本药可增强抗凝血药的抗凝作用。

(2)氨基水杨酸、巴比妥类、酚妥拉明、妥拉唑林、维生素 B_{12}、磺胺类、磺酰脲类等药物都可能抑制甲状腺功能,引起甲状腺肿大,与本药合用时应注意。

(3)硫脲类抗甲状腺药物之间存在交叉变态反应。

(4)高碘食物或药物的摄入可使甲状腺功能亢进病情加重,使抗甲状腺药需要量增加或用药时间延长。

(七)用法和用量

1.成人

(1)口服。①甲状腺功能亢进:开始剂量一般为 1 次 100 mg,1 天 3 次,视病情轻重用量可为 1 天150～400 mg,1 天最大量为 600 mg。通常用药 4～12 周病情控制(体重增加、心率低于每分钟 90 次、血清 T_3 和 T_4 水平恢复正常),可减量 1/3。以后如病情稳定可继续减量,每 4～6 周递减 1/3～1/2,维持量视病情而定,一般 1 天 50～150 mg,全程 1～2 年或更长。②甲状腺危象:1 次 150～200 mg,每 6 小时 1 次,直至危象缓解,约 1 周时间停药。若患者需用碘剂以控制 T_4 释放时,本药需在开始服碘剂前 1 小时服用,或同时服用,以阻断服用的碘合成更多的甲状腺激素。③甲状腺功能亢进的术前准备:1 次 100 mg,1 天 3～4 次,至甲状腺功能亢进症状控制后加服碘剂 2 周,以减轻甲状腺充血,使甲状腺变得结实,便于手术。于术前 1～2 天停服用本药。④作为放射性碘治疗的辅助治疗:需放射性碘治疗的重症甲状腺功能亢进患者,可先服用本药,控制症状后再做甲状腺[131]I 检查,以确定是否适用放射性碘治疗。在行放射性碘治疗后症状还未缓解者,可短期使用本药,1 次100 mg,1 天3 次。

(2)肾功能不全时剂量:肾功能不全者药物半衰期延长,用药时应减量。

(3)老年人剂量:老年人药物半衰期延长,用量应减少。

2.儿童

口服,甲状腺功能亢进:①新生儿 1 天 5～10 mg/kg,分 3 次服用。②6～10 岁1 天 50～150 mg,分 3 次服用。③10 岁以上 1 天 150～300 mg,分 3 次服用。

以上情况,根据病情调节用量,甲状腺功能亢进症状控制后应逐步减至维持量。

(八)制剂和规格

丙硫氧嘧啶片:50 mg;100 mg。

第二节　肾上腺皮质激素类药

肾上腺皮质激素类药可分为糖皮质激素类药和盐皮质激素类药。前者以氢化可的松为代表,具有调节糖、蛋白质和脂肪代谢作用,以及有抗炎作用和免疫抑制作用。后者以醛固酮为代表,主要影响水、盐代谢。

　　本节主要包括糖皮质激素类的氢化可的松(口服常释剂型、注射剂)、泼尼松(口服常释剂型)和地塞米松(口服常释剂型、注射剂)。

　　生理剂量的糖皮质激素为维持生命所必需,对糖、蛋白质、脂肪、水、电解质代谢及多种组织器官的功能有重要影响;而药理剂量的糖皮质激素具有抗炎、抗过敏和免疫抑制等作用,因此其临床应用非常广泛,但长期、大剂量应用,也可能发生相应的不良反应,要注意合理使用。

一、氢化可的松

(一)药理学

　　生理剂量时可影响机体各种物质代谢过程,参与调解糖、蛋白质、脂肪、核酸等代谢;并有一定的盐皮质激素样作用,能够保钠排钾。药理剂量还具有以下几项作用。

　　1.抗炎作用

　　糖皮质激素具有很强的抗炎作用,能抑制感染性、物理性、化学性、免疫性及无菌性炎症。可通过降低毛细血管的通透性等作用减轻渗出、水肿;通过抑制炎症细胞在炎症部位的聚集,并抑制吞噬作用、稳定溶酶体膜、阻止补体参与炎症反应及炎症介质(如前列腺素、血栓素、白三烯)的合成与释放等作用缓解红、肿、热、痛等症状。本药的抗炎作用为可的松的 1.25 倍,在药理剂量时对感染性和非感染性炎症均有抑制作用。

　　2.免疫抑制作用

　　糖皮质激素可防止或抑制细胞介导的免疫反应、迟发型变态反应。其抑制免疫的作用可能与诱导淋巴细胞 DNA 降解、影响淋巴细胞的物质代谢、诱导淋巴细胞凋亡及抑制核转录因子活性等因素有关。同时,糖皮质激素还能减少过敏介质的产生及释放,故可减轻过敏症状。

　　3.抗毒素作用

　　能提高机体对有害刺激的应激能力,减轻细菌内毒素对机体的损害,缓解毒血症症状,对感染毒血症的高热有退热作用。退热机制可能与其抑制体温中枢对致热原的反应、稳定溶酶体膜、减少内源性致热原的释放有关。

　　4.抗休克作用

　　对中毒性休克、低血容量性休克、心源性休克都有对抗作用。

　　本药可自消化道迅速吸收,也可经皮肤吸收,尤其在皮肤破损处吸收更快。口服约 1 小时血药浓度达峰值,血中 99% 以上的氢化可的松与血浆蛋白结合。

作用可持续 1.25～1.5 天。多数主要代谢产物与葡萄糖醛酸结合,极少量以原形自尿液排出。生物半衰期约为 100 分钟。

(二)适应证

糖皮质激素类药在临床应用非常广泛,本药主要用于肾上腺皮质功能减退及垂体功能减退的替代治疗,也可用于过敏性和炎症性疾病等。主要包括以下几项内容。

(1)原发性或继发性(垂体性)肾上腺皮质功能减退的替代治疗。

(2)用于治疗合成糖皮质激素所需酶缺陷所致的肾上腺皮质增生(包括 21-羟化酶缺陷、17-羟化酶缺陷、11-羟化酶缺陷等)。

(3)利用激素的抗炎、抗风湿、免疫抑制及抗休克作用治疗多种疾病。①自身免疫性疾病:如系统性红斑狼疮、皮肌炎、风湿性关节炎、自身免疫性溶血、血小板减少性紫癜、重症肌无力等。②过敏性疾病:如严重的支气管哮喘、血清病、血管性水肿、过敏性鼻炎等。③器官移植排斥反应:如肾、肝、心、肺等组织移植。④中毒性感染:如中毒性菌痢、中毒性肺炎、重症伤寒、结核性脑膜炎、胸膜炎等。⑤炎症性疾病:如节段性回肠炎、溃疡性结肠炎、损伤性关节炎等。⑥血液病:如急性白血病、淋巴瘤等。⑦抗休克及危重患者的抢救等。

(三)禁忌证

(1)对肾上腺皮质激素类药物过敏者。

(2)下列疾病患者一般不宜使用。①严重的精神病(过去或现在)和癫痫患者;②活动性消化性溃疡、新近胃肠吻合手术、骨折、创伤修复期、角膜溃疡患者;③肾上腺皮质功能亢进者;④高血压患者;⑤糖尿病患者;⑥孕妇及妊娠期妇女;⑦未能控制的感染(如水痘、麻疹、真菌感染)患者;⑧较重的骨质疏松等患者。

(3)以下患者应避免使用:动脉粥样硬化、心力衰竭或慢性营养不良者。

(四)不良反应

(1)不良反应与疗程、剂量、用药种类、用法及给药途径等有密切关系,但应用生理剂量替代治疗时未见明显不良反应。

(2)大剂量或长期应用本类药物,可引起医源性库欣综合征,表现为满月脸、向心性肥胖、紫纹、出血倾向、痤疮、糖尿病倾向(血糖升高)、高血压、骨质疏松或骨折(包括脊椎压缩性骨折、长骨病理性骨折)等。

(3)血钙和血钾降低、广泛小动脉粥样硬化、下肢水肿、创口愈合不良、月经紊乱、股骨头缺血性坏死、儿童生长发育受抑制,以及精神症状(如欣快感、激动、不安、谵妄、定向力障碍等)。

（4）其他不良反应：肌无力、肌萎缩、胃肠道刺激（恶心、呕吐）、消化性溃疡或肠穿孔、胰腺炎、水钠潴留（血钠升高）、水肿、青光眼、白内障、眼压增高、良性颅内压升高等。另外，使用糖皮质激素还可并发（或加重）感染。

（5）静脉迅速给予大剂量本药时可能发生全身性的变态反应，表现为面部、鼻黏膜及眼睑肿胀、荨麻疹、气短、胸闷、喘鸣等。

（6）用药后可见血胆固醇、血脂肪酸升高，淋巴细胞、单核细胞、嗜酸性粒细胞和嗜碱性粒细胞计数下降，多形核白细胞计数增加，血小板计数增加或下降。

（7）患者糖皮质激素停药后可有以下各种不同的症状：①下丘脑-垂体-肾上腺轴功能减退，可表现为乏力、食欲减退、恶心、呕吐、血压偏低。长期治疗后该轴功能的恢复一般需要9～12个月。②已被控制的疾病症状可于停药后重新出现。③有的患者在停药后出现头晕、头痛、昏厥倾向、腹痛或背痛、低热、食欲减退、恶心、呕吐、肌肉或关节疼痛、乏力等，经仔细检查如能排除肾上腺皮质功能减退和原来疾病的复发，则可考虑为对糖皮质激素的依赖综合征。

（五）注意事项

（1）对其他肾上腺皮质激素类药物过敏者也可能对本药过敏，应慎用。

（2）有下列情况者应慎用：心脏病、憩室炎、情绪不稳定和有精神病倾向、肝功能不全、眼单纯疱疹、高脂蛋白血症、甲状腺功能减退（此时糖皮质作用增强）、重症肌无力、骨质疏松、胃溃疡、胃炎或食管炎、肾功能损害或结石、结核病、全身性真菌感染和青光眼等患者。

（3）本药对儿童有以下影响：①因糖皮质激素可抑制患儿的生长和发育，儿童如长期使用本药及其他糖皮质激素，需十分慎重。②因长期使用糖皮质激素后，患儿发生骨质疏松症、股骨头缺血性坏死、青光眼、白内障的危险性增加，儿童或青少年长期使用本药及其他糖皮质激素必须密切观察。③儿童使用本药及其他糖皮质激素药的剂量除了一般的按年龄或体重而定外，更应当按疾病的严重程度和患儿对治疗的反应而定。对于有肾上腺皮质功能减退的患儿的治疗，其用量应根据体表面积而定，如果按体重而定，则易过量，尤其是婴幼儿和矮小或肥胖的患儿。

（4）老年患者用本药及其他糖皮质激素易发生高血压和骨质疏松，更年期后的女性发生骨质疏松的可能性更大。

（5）本药及其他糖皮质激素类药物可透过胎盘。动物试验证实孕期给药可增加胚胎腭裂、胎盘功能不全、自发性流产和胎儿宫内生长发育迟缓的发生率。人类使用药理剂量的糖皮质激素可增加胎盘功能不全、新生儿体重减轻或死胎的发生率。孕妇不宜使用。美国食品和药品监督管理局对本药的妊娠安全性分级为 D 级。

(6)糖皮质激素的生理剂量或低药理剂量对婴儿一般无不良影响,但因糖皮质激素可由乳汁分泌,可对婴儿造成不良影响(如抑制生长及肾上腺皮质功能等),所以哺乳期妇女如接受药理性大剂量的糖皮质激素,则不应哺乳。

(7)本药对检验值或诊断的影响:①长期大剂量使用可使皮肤试验结果呈假阳性,如结核菌素试验、组织胞质菌素试验和变态反应皮试(如青霉素皮试)等。②可使甲状腺[131]I摄取率下降,减弱促甲状腺激素对促甲状腺激素释放激素刺激的反应,使促甲状腺激素释放激素兴奋试验结果呈假阳性,干扰促性腺素释放激素兴奋试验的结果。③使放射性核素脑和骨显像减弱或稀疏。

(8)用药前后及用药时应当检查或监测下列结果:①血糖、尿糖或糖耐量试验,尤其糖尿病患者或有糖尿病倾向者。②小儿应定期监测生长和发育情况。③眼科检查,注意白内障、青光眼或眼部感染的发生。④血电解质和大便隐血。⑤血压和骨密度检查(尤其老年人)。

(六)药物相互作用

(1)本药与拟胆碱药(如新斯的明、吡斯的明)合用,可增强后者的作用。

(2)本药与维生素 E 或维生素 K 合用,可增强本药的抗炎效应,减轻撤药后的反跳现象;与维生素 C 合用可防治本类药物引起的皮下出血反应;与维生素 A 合用可消除本类药物所致创面愈合迟缓,但也影响本类药物的抗炎作用,本类药物还可拮抗维生素 A 中毒时的全身反应(恶心、呕吐、嗜睡等)。

(3)本药有可能使氨茶碱血药浓度升高。

(4)本药与非甾体抗炎药合用,可增加本药的抗炎作用,但可能加剧致溃疡作用。本药可降低血浆水杨酸盐的浓度,可增强对乙酰氨基酚的肝毒性。

(5)避孕药或雌激素制剂可加强本药的治疗作用和不良反应。

(6)本药与强心苷合用,可提高强心效应,但也增加洋地黄毒性及心律失常的发生,故两者合用时应适当补钾。

(7)本药与蛋白质同化激素合用,可增加水肿的发生率,使痤疮加重。

(8)本药与两性霉素 B 和碳酸酐酶抑制剂等排钾利尿剂合用时,可致严重低血钾,应注意血钾和心功能变化。长期与碳酸酐酶抑制剂合用,易发生低血钙和骨质疏松。噻嗪类利尿药可消除本类药物所致的水肿。

(9)本药与降血糖药(如胰岛素)合用时,因可使糖尿病患者血糖升高,应适当调整降血糖药剂量。

(10)本药与抗胆碱能药(如阿托品)长期合用,可致眼压升高。

(11)三环类抑郁药可使本药引起的精神症状加重。

(12)可增强异丙肾上腺素的心脏毒性作用。

(13)本药与单胺氧化酶抑制剂合用时,可能诱发高血压危象。

(14)本药与免疫抑制剂合用,可增加感染的危险性。

(15)苯妥英钠和苯巴比妥可加速本类药物的代谢灭活(酶诱导作用),降低药效。

(16)本药可抑制生长激素的促生长作用。

(17)糖皮质激素可降低奎宁的抗疟效力。

(18)本药及其他糖皮质激素可降低抗凝剂、神经肌肉阻滞药的作用。

(19)甲状腺激素、麻黄碱、利福平等,可增加本药的代谢清除率,合用时应适当调整本药剂量。

(20)本药可促进异烟肼、美西律在体内代谢,降低后者血药浓度和疗效。

(七)用法和用量

1.成人

(1)口服。①肾上腺皮质功能减退:1 天 20～25 mg(清晨服用 2/3,午餐后服 1/3)。有应激状况时,应适当加量,可增至 1 天 80 mg,分次服用。有严重应激时改用本药静脉滴注。②类风湿关节炎、支气管哮喘等:1 天 20～40 mg,清晨顿服。

(2)静脉注射。肾上腺皮质功能减退及垂体功能减退危象、严重变态反应、哮喘持续状态及休克:氢化可的松注射液 1 次 100 mg(或氢化可的松琥珀酸钠 135 mg),最大日剂量可达 300 mg,疗程不超过 5 天。

(3)静脉滴注。各种危重患者的抢救:1 次 100～200 mg(特殊危重患者1 天可用至 1 000～2 000 mg),稀释于生理盐水或葡萄糖注射液(5% 或 10%)500 mL中,混匀后静脉滴注,并可用维生素 C 500～1 000 mg。

(4)肌内注射:醋酸氢化可的松注射液 1 天 20～40 mg。

(5)关节腔内注射。关节炎、腱鞘炎、急慢性扭伤及肌腱劳损等:1 次 12.5～50 mg,加适量盐酸普鲁卡因注射液,摇匀后注射于关节腔中肌腱处。

(6)鞘内注射:结核性脑膜炎、脑膜炎:使用醋酸氢化可的松注射液,1 次 25 mg(1 mL)。

2.儿童

(1)口服。①肾上腺皮质功能减退:1 天 20～25 mg/m²,分为每 8 小时 1 次。

②抗炎和抑制免疫:1 天 2.5~10 mg/kg,分为每 6~8 小时 1 次。③生理替代治疗:1 天 20~25 mg/m²(或0.5~0.75 mg/kg),分为每 8 小时 1 次。④先天性肾上腺皮质增生:开始剂量为 1 天 30~36 mg/m²(早晨服用 1/3,晚上服用 2/3),维持量为 1 天 25~30 mg/m²。

(2)肌内注射。①抗炎和抑制免疫:1 天 1~5 mg/kg(或 30~150 mg/m²),分为每 12~24 小时 1 次。②生理替代治疗:1 次 0.25~0.35 mg/kg(或 12~15 mg/m²),1 天 1 次。

(3)静脉给药。抗炎和抑制免疫:1 天 1~5 mg/kg(或 30~150 mg/m²),分为每 12~24 小时 1 次。

(4)婴幼儿和较小儿童:首次负荷剂量 1~2 mg/kg,然后 1 天 25~150 mg,分为每 6~8 小时 1 次。较大儿童:首次负荷剂量 1~2 mg/kg,然后 1 天 150~250 mg,分为每 6~8 小时 1 次。

(八)制剂和规格

(1)氢化可的松片:①4 mg;②10 mg;③20 mg。

(2)醋酸氢化可的松片:20 mg。

(3)氢化可的松注射液:①2 mL∶10 mg;②3 mL∶25 mg;③5 mL∶25 mg;④10 mL∶50 mg;⑤20 mL∶100 mg。

(4)醋酸氢化可的松注射液:①1 mL∶25 mg;②5 mL∶125 mg(供局部及腔内注射用)。

(5)注射用氢化可的松琥珀酸钠:①50 mg;②100 mg;③500 mg。

二、泼尼松

(一)药理学

本药为中效糖皮质激素。其抗炎作用及对糖代谢的影响较强,对水盐代谢影响很小。

本药在肝内转化为泼尼松龙后才有药理活性,生物半衰期为 60 分钟。

(二)适应证

本品主要用于过敏性与自身免疫性炎症性疾病。

(1)治疗系统性红斑狼疮、重症多发性肌炎及严重的支气管哮喘、皮肌炎、血管炎等疾病。

(2)治疗各种急性严重细菌感染、风湿病、肾病综合征、重症肌无力等。

(3)用于血小板减少性紫癜、粒细胞减少的治疗。

(4)用于剥脱性皮炎、天疱疮、神经性皮炎、湿疹等严重皮肤病的治疗。

(5)用于器官移植的排斥反应。

(6)用于肿瘤如急性淋巴性白血病、恶性淋巴瘤的治疗。

(三)禁忌证

(1)肾上腺皮质激素类药物过敏者。

(2)真菌和病毒感染患者。

(3)下列疾病患者一般不宜使用:高血压、血栓性疾病、胃十二指肠溃疡、神经病、电解质异常、心肌梗死、内脏手术、青光眼等患者。

(四)不良反应

(1)本药对下丘脑-垂体-肾上腺轴抑制作用较强。并发感染为其不良反应。

(2)本药潴钠作用较可的松相对较弱,一般不易引起电解质紊乱或水肿等不良反应。

(3)其余参见"一、氢化可的松"。

(五)注意事项

1.下列情况应慎用

(1)急性心力衰竭或其他心脏病患者。

(2)糖尿病患者。

(3)憩室炎患者。

(4)情绪不稳定和有精神病倾向者。

(5)高脂蛋白血症患者。

(6)甲状腺功能减退者。

(7)重症肌无力患者。

(8)骨质疏松患者。

(9)胃炎或食管炎患者。

(10)肾功能不全或有结石者。

(11)结核病患者。

(12)肝功能不全者。

2.对妊娠的影响

本药及其他糖皮质激素类药物可透过胎盘。动物试验证实孕期给药可增加胚胎腭裂、胎盘功能不全、自发性流产和胎儿宫内生长发育迟缓的发生率。人类使用药理剂量的糖皮质激素可增加胎盘功能不全、新生儿体重减轻或死胎的发生率。妊娠期妇女慎用。美国食品和药品监督管理局对本药的妊娠安全性分级为 B 级。

3.其他

其他参见"一、氢化可的松"。

(六)药物相互作用

(1)酮康唑可升高本药血药浓度(本药血浆总浓度和游离浓度)。

(2)其余参见"一、氢化可的松"。

(七)用法和用量

1.成人

口服。

(1)一般用法,1 次 5～10 mg;1 天 10～60 mg。

(2)系统性红斑狼疮、溃疡性结肠炎、自身免疫性溶血性贫血等自身免疫性疾病:1 天 40～60 mg,病情稳定后逐渐减量。

(3)药物性皮炎、荨麻疹、支气管哮喘等过敏性疾病:1 天 20～40 mg,症状减轻后减量,每隔1～2 天减少 5 mg。

(4)防止器官移植排斥反应:一般在术前 1～2 天开始给药,1 天 100 mg,术后 1 周改为 1 天 60 mg,以后逐渐减量。

(5)急性白血病及其他恶性肿瘤:1 天 60～80 mg,症状缓解后减量。

2.儿童

口服。

(1)抗炎和抑制免疫:1 天 0.05～2 mg/kg,分 1～4 次服用。

(2)治疗急性哮喘发作:1 天 1～2 mg/kg,分 1～2 次服用,连用 3～5 天。

(3)按年龄计算参考量。①<1 岁:1 次 10 mg,每 12 小时 1 次;长程维持治疗时,1 次10 mg,隔天 1 次。②1～4 岁:1 次 20 mg,每 12 小时 1 次;长程维持治疗时,1 次 20 mg,隔天1 次。③5～13 岁:1 次 30 mg,每 12 小时 1 次,长程维持治疗时,1 次 30 mg,隔天 1 次。④>13 岁:1 次 40 mg,每 12 小时1 次,长程维持治疗时,1 次 40 mg,隔天 1 次。

(4)治疗肾病综合征:①1 天 2 mg/kg(最大剂量 1 天 60 mg),分 2～4 次服用,连用 1 个月;然后以此日剂量隔天给药,连用 1 个月。②1 天 60 mg/m²(最大剂量 1 天 80 mg),分 3 次服用,连用 6 周,然后隔天服用 40 mg/m²,连用 6 周。

(八)制剂和规格

(1)泼尼松片:5 mg。

(2)醋酸泼尼松片:5 mg。

三、地塞米松

(一)药理学

本药是长效糖皮质激素,其抗炎、抗过敏作用比泼尼松更为显著。本药0.75 mg的抗炎活性与氢化可的松20 mg或泼尼松龙5 mg者相当。其水钠潴留作用和促进排钾作用很轻微。

本药易自消化道吸收。地塞米松磷酸钠或醋酸地塞米松肌内注射后,分别于1小时和8小时后血药浓度达峰值。本药血浆蛋白结合率低于其他糖皮质激素类药物(约为77%),易于透过胎盘;且几乎未被灭活,65%以上的药物在24小时内随尿液排出,主要为非活性代谢产物。其生物半衰期约为190分钟,组织半衰期约为3天。

(二)适应证

本品为肾上腺皮质激素类药,但由于本药的潴钠作用较弱,故一般不用作肾上腺皮质功能减退的替代治疗。

(1)主要用于过敏性与自身免疫性炎症性疾病,临床上可用于各种急性严重细菌感染、严重的过敏性疾病、结缔组织病(红斑狼疮、结节性动脉周围炎等)、风湿病、肾病综合征、严重的支气管哮喘、血小板减少性紫癜、粒细胞减少、急性淋巴性白血病、各种肾上腺皮质功能不全、剥脱性皮炎、天疱疮、神经性皮炎、湿疹等。

(2)预防新生儿呼吸窘迫综合征、降低颅内高压、缓解肿瘤所致脑水肿,以及库欣综合征的诊断与鉴别诊断。

(三)禁忌证

(1)肾上腺皮质激素类药物过敏者。

(2)活动性肺结核患者。

(3)下列疾病患者一般不宜使用:高血压、血栓性疾病、胃十二指肠溃疡、精神病(或有严重精神病史)、电解质代谢异常、心肌梗死、内脏手术(如新近胃肠吻合术)、青光眼、较重的骨质疏松、明显的糖尿病、未能控制的感染(如病毒、细菌、真菌感染)。

(四)不良反应

(1)本药引起水钠潴留的不良反应较少,较大剂量易引起糖尿病、类库欣综合征及精神症状。

(2)本药对下丘脑-垂体-肾上腺轴功能的抑制较强。

(3)静脉注射地塞米松磷酸钠可引起肛门生殖区的感觉异常和激惹。

（4）其余参见"一、氢化可的松"。

（五）注意事项

1.慎用的情况

（1）心脏病或急性心力衰竭患者。

（2）糖尿病患者。

（3）憩室炎患者。

（4）癔症患者、情绪不稳定和有精神病倾向患者。

（5）肝功能不全患者。

（6）高脂蛋白血症患者。

（7）甲状腺功能减退患者。

（8）重症肌无力患者。

（9）骨质疏松患者。

（10）胃炎或食管炎等患者。

（11）肾功能损害或结石患者。

（12）结核病患者。

2.禁用的情况

本药为长效制剂，一般不用于儿童或需长期使用激素者。

3.对妊娠的影响

本药及其他糖皮质激素类药物可透过胎盘。动物试验证实孕期给药可增加胚胎腭裂、胎盘功能不全、自发性流产和胎儿宫内生长发育迟缓的发生率。人类使用药理剂量的糖皮质激素可增加胎盘功能不全、新生儿体重减轻或死胎的发生率，故孕妇不宜使用。美国食品和药品监督管理局对本药的妊娠安全性分级为 C 级。

4.其他

其他见"一、氢化可的松"。

（六）药物相互作用

（1）口服制酸药可降低本药的胃肠道吸收。

（2）氨鲁米特能抑制肾上腺皮质功能，加速本药的代谢，使其半衰期缩短。使用氨鲁米特的患者，如需合用糖皮质激素，可选用氢化可的松。

（3）其余参见"一、氢化可的松"。

(七)用法和用量

1.成人

(1)口服。①开始:1 次 0.75～3 mg,1 天 2～4 次。②维持量:1 天 0.75 mg,视病情而定。

(2)静脉给药。①一般用法:用地塞米松磷酸钠静脉注射或静脉滴注(静脉注射时应以 5%葡萄糖注射液稀释),1 次 2～20 mg,2～6 小时重复给药至病情稳定,但大剂量连续给药一般不超过 72 小时。②缓解恶性肿瘤所致的脑水肿:地塞米松磷酸钠注射液,首次剂量 10 mg 静脉推注,随后每 6 小时肌内注射 4 mg,一般 12～24 小时患者可能有好转。于 2～4 天逐渐减量,5～7 天停药。

(3)肌内注射。①一般用法:醋酸地塞米松注射液,1 次 1～8 mg,1 天 1 次。②缓解恶性肿瘤所致的脑水肿:地塞米松磷酸钠注射液,参见静脉给药相关内容。③增强治疗或用于过敏性疾病、休克:1 次 2～6 mg;重症可重复给药,每 2～6 小时 1 次。④恶性疟疾所致脑水肿引起的昏迷:1 次 3～10 mg,每 8 小时 1 次。

(4)关节腔内注射:醋酸地塞米松注射液及地塞米松磷酸钠注射液,1 次 0.8～4 mg,间隔 2 周 1 次。

(5)软组织损伤部位内注射:醋酸地塞米松注射液,1 次 0.8～4 mg,间隔 2 周 1 次。

(6)皮内注射。醋酸地塞米松注射液:每一注射点 0.05～0.25 mg,共注射 2.5 mg,1 周 1 次。

(7)腔内注射:醋酸地塞米松注射液 1 次 0.1～0.2 mg,于鼻腔、喉头、气管、中耳管、耳管注入,1 天 1～3 次。

(8)鞘内注射:1 次 5～10 mg,间隔 1～3 周注射 1 次。

2.儿童

(1)口服。①一般用量:1 天 0.03～0.15 mg/kg(1～5 mg/m²),分为每 6～12 小时 1 次。②类固醇 21-羟化酶缺乏症:开始剂量为 0.25～0.28 mg/m²,清晨顿服,治疗有效后根据情况调整维持剂量。

(2)肌内注射。①治疗脑水肿:负荷剂量为 1.5 mg/kg,随后以 1 天 1.5 mg/kg 维持(分为每 4～6 小时 1 次),共 5 天。在第 2 个 5 天内减量并停用。②急性哮喘发作:6～12 个月,单次给予 16 mg;13～35 个月,单次给予 24 mg;>36 个月,单次给予 36 mg。

(3)静脉注射:治疗脑水肿同肌内注射相关内容。

(八)制剂和规格

(1)地塞米松片:0.75 mg。

(2)地塞米松磷酸钠注射液:①1 mL:1 mg;②1 mL:2 mg;③1 mL:4 mg;④1 mL:5 mg;⑤2 mL:8 mg;⑥5 mL:10 mg。

第三节　胰岛素及口服降血糖药

胰岛素及口服降血糖药是治疗糖尿病的重要药物。糖尿病主要有胰岛素绝对缺乏的1型糖尿病和胰岛素相对缺乏的2型糖尿病。胰岛素主要用于治疗1型糖尿病,且须终身使用胰岛素。口服降血糖药多用于2型糖尿病,且可将不同作用类别的口服降血糖药合用。2型糖尿病患者采用口服降血糖药治疗效果不理想或出现急性、慢性并发症时,则须用胰岛素治疗。

口服降血糖药按其作用可分为胰岛素增敏类(如二甲双胍等)和促胰岛素分泌类(如格列本脲和格列吡嗪等);按其化学结构则可分为双胍类(如二甲双胍等)和磺脲类(如格列本脲和格列吡嗪等)。

本节包括:不同时效的动物源胰岛素(注射剂)和双胍类胰岛素增敏的口服降血糖药二甲双胍(口服常释剂型),以及磺脲类促胰岛素分泌的口服降血糖药格列本脲(口服常释剂型)和格列吡嗪(口服常释剂型)。

一、胰岛素

胰岛素是机体调节和维持血糖代谢和稳定的重要激素,也是治疗糖尿病的重要药物。临床使用的胰岛素(制剂)有来源于由动物组织提取的胰岛素或以生物工程重组的人胰岛素,其作用基本一致。本节主要介绍前者。

胰岛素的药理学:胰岛素通过靶组织(主要是肝、脂肪和肌肉)细胞膜上的特异性受体(胰岛素受体)结合后起作用,然后引发一系列生理效应。具体为以下几项内容:①促进肌肉、脂肪组织对葡萄糖的主动转运,吸收葡萄糖进而代谢、产生能量,或以糖原、甘油三酯的形式贮存。②促进肝摄取葡萄糖并转变为糖原。③抑制肝糖原分解及糖原异生,减少肝输出葡萄糖。④促进多种组织对碳水化合物、蛋白质、脂肪的摄取,同时促进蛋白质的合成,抑制脂肪细胞中游离脂肪酸的释放,抑制酮体生成,从而调节物质代谢。通过上述作用,胰岛素可使糖尿病患者血中葡萄糖来源减少、消耗增加,并在一定程度上纠正各种代谢紊乱,从而降低血糖、延缓(或防止)糖尿病慢性并发症的发生。

胰岛素的吸收:胰岛素皮下注射吸收迅速,但吸收很不规则,不同患者或同一患者的不同注射部位吸收量均有差别,以腹壁吸收最快,上臂外侧吸收较骨前外侧快。皮下注射 0.5~1 小时开始生效,2.5~4 小时作用达高峰,持续时间为 5~7 小时,半衰期为 2 小时。静脉注射后 10~30 分钟起效并达峰值,持续时间为 0.5~1 小时。本药用量越大,作用时间越长。在血液循环中半衰期为 5~10 分钟。胰岛素吸收入血后,只有 5% 与血浆蛋白结合,但可与胰岛素抗体相结合(结合后,胰岛素作用时间延长)。主要在肝脏、肾脏代谢(先经谷胱甘肽氨基转移酶还原,再由蛋白水解酶水解成短肽或氨基酸),也可被肾胰岛素酶直接水解。少量原形随尿排出。

胰岛素的制剂及其特点:根据其起效作用快慢、维持作用时间长短及疾病情况和给药方法,胰岛素制剂可分为 3 类。①短效(速效)胰岛素制剂:又称为普通胰岛素或胰岛素,其制剂如胰岛素注射液和中性胰岛素注射液,其中不含任何延缓其吸收的物质,吸收和起作用均迅速,但作用持续时间较短。短效胰岛素制剂主要控制一餐饭后的高血糖,可供皮下注射;可肌内注射(使用情况较少,例如对酮症酸中毒患者在运送途中),必要时可静脉注射或加入输液体中静脉滴注。②中效胰岛素制剂:为了延缓胰岛素的吸收和作用持续时间而加入低量鱼精蛋白(即其鱼精蛋白与胰岛素含量相匹配,没有多余的鱼精蛋白)和氯化锌,如低精蛋白锌胰岛素注射液。中效胰岛素主要控制两餐后的高血糖,以第二餐饭为主,只可皮下注射,不可静脉给药。③长效胰岛素制剂:为了延缓胰岛素的吸收和作用持续时间而加入鱼精蛋白和氯化锌,但其内含有多余的鱼精蛋白,若与胰岛素混合,会与多余的鱼精蛋白结合,形成新的鱼精蛋白锌胰岛素而使长效作用的部分增多。如鱼精蛋白锌胰岛素(精蛋白锌胰岛素注射液)。长效胰岛素无明显作用高峰,主要提供基础水平的胰岛素。只可皮下注射,不可静脉给药。④预混胰岛素制剂:此外,尚有将短效和中效胰岛素按不同比例混合制成一系列的预混胰岛素制剂供某些患者使用,如常用的是含 30% 短效胰岛素和 70% 中效胰岛素的制剂等。

(一)中性胰岛素注射液

本品为猪或牛胰岛素经层析法纯化制成的中性灭菌水溶液,pH 为 6.8~8.0。

1.药理学

本品为胰岛素速效型制剂。药理作用和作用机制参阅"一、胰岛素"。

皮下注射后吸收较迅速,0.5～1 小时开始生效,最大作用时间为 1～3 小时,维持作用时间为 5～8 小时。剂量愈大,维持作用时间愈长。静脉注射立即起效,但维持作用时间短。

2.适应证

(1)1 型糖尿病患者。

(2)2 型糖尿病有严重感染、外伤、大手术等严重应激情况,以及合并心、脑血管并发症、肾脏或视网膜病变等患者。

(3)糖尿病酮症酸中毒、高血糖非酮症性高渗性昏迷患者。

(4)长病程 2 型糖尿病血浆胰岛素水平较低,经合理饮食、体力活动和口服降血糖药治疗控制不满意者;2 型糖尿病患者具有口服降血糖药禁忌时,如妊娠、哺乳等。

(5)成年或老年糖尿病患者发病急、体重显著减轻伴明显消瘦时。

(6)妊娠糖尿病患者。

(7)继发于严重胰腺疾病的糖尿病患者。

(8)严重营养不良、消瘦、顽固性妊娠呕吐、肝硬化初期患者可同时静脉滴注葡萄糖和小剂量胰岛素,以促进组织利用葡萄糖。

3.禁忌证

(1)对本药过敏者。

(2)低血糖患者。

4.不良反应

(1)变态反应、注射部位红肿、瘙痒、荨麻疹、血管神经性水肿。

(2)低血糖反应,出汗、心悸、乏力,重者出现意识障碍、共济失调、心动过速甚至昏迷。

(3)胰岛素抵抗,日剂量为 200 U 以上。

(4)注射部位脂肪萎缩、脂肪增生。

(5)眼屈光失调。

5.注意事项

(1)青春期前的儿童应适当减少胰岛素用量,因其对胰岛素的敏感性较青春期儿童高,较易发生低血糖。青春期儿童应适当增加胰岛素用量(20%～50%),青春期后再逐渐减少用量。

(2)老年人易出现低血糖,用药时需特别谨慎,同时应配合饮食治疗及适当的体力活动。

(3)胰岛素不通过胎盘屏障,对胎儿无影响。美国食品和药品监督管理局对本药的妊娠安全性分级为 B 级。孕妇(特别是妊娠中、晚期)对胰岛素需要量增加,但分娩后则迅速减少。

(4)哺乳妇女使用胰岛素治疗对婴儿无危险,但可能需要降低胰岛素用量。

(5)糖尿病是慢性病,需长期治疗。用药期间应定期检查血糖、尿糖、尿常规、肾功能、视力、眼底、血压及心电图等,以了解糖尿病病情及并发症情况。例如各餐前、餐后及睡前测血糖,并定期测血糖化血红蛋白,帮助制订降血糖药的治疗方案(单独或联合用药,剂量调整等)。为了尽早检测出各种并发症、伴发病或相关问题,以便采取对策,每次访视应包括体重、体重指数、血压、尼龙丝检查、足背动脉搏动等,以便发现微血管病变、大血管病变或神经病变等。

(6)不同患者或同一患者的不同病期,其胰岛素敏感性不同,即使其血糖值相近,其胰岛素需要量也不同,治疗中应注意个体化,按病情需要检测血糖,随时调整胰岛素用量。

下列情况其胰岛素的需要量可能会增加:①高热;②甲状腺功能亢进;③肢端肥大症;④库欣综合征;⑤糖尿病酮症酸中毒;⑥严重感染、外伤、大手术;⑦较大的应激情况如急性心肌梗死、脑卒中;⑧同时应用拮抗胰岛素的药物。

下列情况其胰岛素需要量可能会减少:①严重肝功能受损。②肾功能受损时,胰岛素在肾脏的代谢和排泄减少,但在尿毒症时,由于胰岛素抵抗,其需要量也随之变化,应监测血糖调整用量。③腺垂体功能减退、甲状腺功能减退。④其他,如腹泻、胃瘫、肠梗阻、呕吐及其他引起食物吸收延迟的因素等,胰岛素应酌情减量。

6.药物相互作用

(1)口服降血糖药与胰岛素有协同降血糖作用,雄激素、单胺氧化酶抑制剂、非甾体抗炎药也可增强胰岛素的降血糖作用。

(2)抗凝血药、水杨酸盐、磺胺类药、甲氨蝶呤等可与胰岛素竞争结合血浆蛋白,使血液中游离胰岛素水平增高,从而增强其降血糖作用。

(3)氯喹、奎尼丁、奎宁等可延缓胰岛素的降解,使血中胰岛素浓度升高,从而增强其降血糖作用。

(4)β肾上腺素受体拮抗药(如普萘洛尔)可阻止肾上腺素升高血糖的反应,干扰机体调节血糖的功能。与胰岛素合用可掩盖某些低血糖症状、延长低血糖时间,故合用时应注意调整胰岛素剂量。

(5)ACEI、溴隐亭、氯贝丁酯、酮康唑、锂、甲苯达唑、维生素 B_6、茶碱等可通过不同方式产生直接或间接影响,导致血糖降低,与上述药物合用时,胰岛素应适当减量。

(6)奥曲肽可抑制生长激素、胰高血糖素及胰岛素的分泌,并可延迟胃排空、减缓胃肠蠕动,引起食物吸收延迟,从而降低餐后血糖水平。在开始使用奥曲肽时,胰岛素应适当减量,以后再根据血糖调整用量。

(7)某些钙通道阻滞剂、可乐定、达那唑、二氮嗪、生长激素、肝素、H_2受体拮抗剂、大麻、吗啡、尼古丁、磺吡酮等药物可改变糖代谢,升高血糖,与上述药物合用时,胰岛素应适当加量。

(8)糖皮质激素、促肾上腺皮质激素、胰高血糖素、雌激素、口服降糖避孕药、甲状腺激素、肾上腺素、噻嗪类利尿药、苯乙丙胺、苯妥英钠等可升高血糖水平,与胰岛素合用时,应调整这些药物或胰岛素的剂量。

(9)中等以上的酒精可增强胰岛素引起的低血糖作用,导致严重、持续的低血糖反应。在空腹或肝糖原储备较少的情况下更易发生。

(10)吸烟可促进儿茶酚胺释放,减少皮肤对胰岛素的吸收,从而降低胰岛素作用。

7.用法和用量

(1)皮下注射,一般每天 3 次,餐前 15～30 分钟注射,必要时睡前加注 1 次小剂量。剂量根据病情、血糖、尿糖由小剂量(视体重等因素每次 2～4 U)开始,逐步调整。

(2)1 型糖尿病患者每天胰岛素需用总量介于每千克体重 0.5～1 U,根据血糖监测结果调整。

(3)2 型糖尿病患者每天需用总量变化较大,在无急性并发症情况下,敏感者每天仅需 5～10 U,一般患者约需 20 U,肥胖、对胰岛素敏感性较差者需要量可明显增加。

(4)在有急性并发症(感染、创伤、手术等)情况下,对 1 型及 2 型糖尿病患者,应每 4～6 小时注射 1 次,剂量根据病情变化及血糖监测结果调整。

8.制剂和规格

中性胰岛素注射液:10 mL:400 U。

(二)胰岛素注射液

本品为胰岛素(猪或牛)的灭菌水溶液。

1.药理学

本品为短效胰岛素制剂。药理作用和作用机制参阅"一、胰岛素"。

皮下给药吸收迅速,皮下注射后 0.5～1 小时开始生效,2～4 小时作用达高峰,维持时间 5～7 小时;静脉注射 10～30 分钟起效,15～30 分钟达高峰,持续时间 0.5～1 小时。静脉注射的胰岛素在血液循环中半衰期为 5～10 分钟,皮下注射后半衰期为 2 小时。

2.适应证

同"(一)中性胰岛素注射液"。

3.禁忌证

同"(一)中性胰岛素注射液"。

4.不良反应

同"(一)中性胰岛素注射液"。

5.注意事项

同"(一)中性胰岛素注射液"。

6.药物相互作用

同"(一)中性胰岛素注射液"。

7.用法和用量

同"(一)中性胰岛素注射液"。

8.制剂和规格

胰岛素注射液:10 mL：400 U。

(三)低精蛋白锌胰岛素注射液

本品为采用经层析纯化的高纯度猪胰岛素和适量的鱼精蛋白、硫酸锌配制而成的中性无菌混合液。

1.药理学

本药所含胰岛素与鱼精蛋白比例适当,无多余的鱼精蛋白。注射给药后缓慢释放出胰岛素而发挥作用,为中效胰岛素制剂。药理作用和机制参阅"一、胰岛素"。

皮下注射后吸收缓慢而均匀,2～4 小时起效,6～12 小时血药浓度达峰值,作用可持续 18～28 小时(介于胰岛素和鱼精蛋白锌胰岛素之间)。

2.适应证

(1)用于 1 型糖尿病患者的常规治疗。

(2)用于 2 型糖尿病患者的治疗。主要针对口服降血糖药效果欠佳(或继发失效)的患者(特别是未超重者)及胰岛素水平不高、血糖波动较大、血糖控制差的患者。可单独使用,也可与胰岛素联合应用。

3.注意事项

参阅"(一)中性胰岛素注射液"。

4.禁忌证

参阅"(一)中性胰岛素注射液"。

5.不良反应

参阅"(一)中性胰岛素注射液"。

6.药物相互作用

参阅"(一)中性胰岛素注射液"。

7.用法和用量

成人:皮下注射,开始一般1次4～8 U,早餐前30～60分钟皮下注射,1天1次,必要时可于晚餐前再注射早餐前剂量的1/2。以后根据病情及血糖、尿糖等情况而调整剂量。如果用量超过40 U时,应分为2次给药。

8.制剂和规格

低精蛋白锌胰岛素注射液:①10 mL∶400 U;②3 mL∶300 U。

(四)精蛋白锌胰岛素注射液

本品为采用经层析纯化的高纯度猪胰岛素和鱼精蛋白、硫酸锌配制而成的中性无菌混合液。

1.药理学

本药含有过量鱼精蛋白,为长效胰岛素制剂。药理作用和作用机制参阅"一、胰岛素"。

皮下注射后吸收缓慢而均匀,3～4小时起效,12～24小时作用达高峰,作用持续24～36小时。

2.适应证

本品用于治疗轻、中度糖尿病患者,以减少胰岛素注射次数,控制夜间高血糖。按病情需要有时需与短效胰岛素合用。

3.禁忌证

(1)胰岛细胞瘤患者。

(2)其余参阅"(一)中性胰岛素注射液"。

4.不良反应

参阅"(一)中性胰岛素注射液"。

5.注意事项

参阅"(一)中性胰岛素注射液"。

6.药物相互作用

参阅"(一)中性胰岛素注射液"。

7.用法和用量

成人:常规剂量。皮下注射,开始一般 1 次 4～8 U,1 天 1 次,每天早餐前 30～60 分钟皮下注射,以后根据病情及血糖、尿糖等情况而调整剂量。有时需要于晚餐前再注射 1 次,剂量根据病情而定,一般 1 天总量为 10～20 U。

8.制剂和规格

精蛋白锌胰岛素注射液:①10 mL：400 U;②10 mL：800 U。

二、二甲双胍

(一)药理学

本品为双胍类降血糖药,能降低 2 型糖尿病患者的空腹血糖及餐后高血糖,使糖化血红蛋白下降 $1\%～2\%$。具体作用如下。

(1)增加周围组织对胰岛素的敏感性,增加胰岛素介导的葡萄糖利用。

(2)增加非胰岛素依赖的组织(如脑、血细胞、肾髓质、肠道、皮肤等)对葡萄糖的利用。

(3)抑制肝糖原异生,降低肝糖原输出。

(4)抑制肠壁细胞摄取葡萄糖。

(5)抑制胆固醇的生物合成和贮存,降低血甘油三酯、总胆固醇水平,但本药无刺激胰岛素分泌作用,对正常人无明显降血糖作用,2 型糖尿病患者单用本药时一般不引起低血糖。与苯乙双胍相比,本药引起乳酸性酸中毒的危险性小,较为安全。

口服后由小肠吸收,生物利用度为 $50\%～60\%$。口服 0.5 g 后 2 小时,其血药浓度峰值约为 $2\ \mu g/\ mL$。在胃肠道壁的浓度为血药浓度的 $10～100$ 倍,在肾、肝和唾液内的浓度约为血药浓度的 2 倍。本药很少与血浆蛋白结合,以原形随尿液迅速排出(肾功能不全时,可导致药物蓄积),12 小时内有 90% 被清除。血浆半衰期为 1.7～4.5 小时。

(二)适应证

(1)用于单纯饮食控制疗效不满意的 10 岁以上的 2 型糖尿病患者(对于肥胖和伴高胰岛素血症者,本药不但有降糖作用,还有减轻体重及缓解高胰岛素血症的效果)。

(2)亦可用于 10 岁以上不伴酮症或酮症酸中毒的 1 型糖尿病患者,与胰岛素注射联合治疗,可减少胰岛素剂量。

（3）用于某些对磺酰脲类疗效较差的糖尿病患者（可与磺酰脲类合用）。

（三）禁忌证

（1）对本药及其他双胍类药物过敏者。

（2）2型糖尿病伴有酮症酸中毒，肝、肾功能不全（血清肌酸酐超过 1.5 mg/dL），心力衰竭，急性心肌梗死，严重感染或外伤，重大手术及临床有低血压和缺氧情况者。

（3）糖尿病合并严重的慢性并发症（如糖尿病肾病、糖尿病眼底病变）患者。

（4）静脉肾盂造影或动脉造影前 2～3 天者。

（5）酗酒者。

（6）严重心、肺疾病患者。

（7）维生素 B_{12}、叶酸和铁缺乏者。

（8）营养不良、脱水等全身情况较差者。

（9）孕妇及哺乳妇女。

（四）不良反应

（1）常见腹泻、恶心、呕吐、胃胀、乏力、消化不良、腹部不适及头痛。

（2）少见大便异常、低血糖、肌痛、头晕、指甲异常、皮疹、出汗增加、味觉异常、胸部不适、寒战、流感症状、潮热、心悸、体重减轻等。有时出现疲倦。

（3）偶有口中金属味。本药可减少维生素 B_{12} 的吸收，但极少引起贫血。

（4）罕见乳酸性酸中毒，表现为呕吐、腹痛、过度换气、精神障碍。

（五）注意事项

（1）既往有乳酸性酸中毒史者慎用。

（2）老年患者由于肾功能可能有减退，易出现乳酸性酸中毒，用量应酌情减量。65 岁以上患者用药时应谨慎；80 岁以上者只有在其肌酐清除率正常时，方可用药。

（3）妊娠糖尿病患者为控制血糖，主张使用胰岛素，禁止使用本药。美国食品和药品监督管理局对本药的妊娠安全性分级为 B 级。

（4）用药前后及用药时应当检查或监测：①用药期间应定期检查空腹血糖、尿糖、尿酮体及肝、肾功能。②对有维生素 B_{12} 摄入或吸收不足倾向的患者，应每年监测血常规，每 2～3 年监测 1 次血清维生素 B_{12} 水平。

（六）药物相互作用

（1）本药与磺酰脲类药物、胰岛素合用，有协同降血糖作用，但也有资料表明，与格列本脲合用时，本药的药物代谢动力学没有影响，格列本脲的曲线下面积和血药浓度峰值均降低。对 1 型及 2 型糖尿病需用胰岛素治疗者,本药与胰岛素联合应用时,需减少胰岛素的用量(开始时间少 20%～30%),以防止发生低血糖。

(2)本药可加强抗凝剂(如华法林等)的抗凝作用。

(3)西咪替丁可增加本药的生物利用度,并减少肾脏清除率,两者合用时应减少本药用量。

(4)经肾小管排泌的阳离子药物(如地高辛、吗啡、普鲁卡因胺、奎尼丁、奎宁、雷尼替丁、氨苯蝶啶、甲氧苄啶和万古霉素),理论上可能与本药在肾小管竞争转运,合用时,建议密切监测,调整药物剂量。

(5)酒精与本药同服时,会增强本药对乳酸代谢的影响,易致患者出现乳酸性酸中毒,故服用本药时应尽量避免饮酒。

(七)用法和用量

1.成人

常规剂量,口服给药:开始 1 次 0.25 g,1 天 2～3 次,于餐中或饭后服用(肠溶制剂可于餐前服用);以后根据疗效逐渐加量,一般 1 天总量 1～1.5 g。1 天最大剂量不超过 2 g。

2.儿童

常规剂量,口服给药:10～16 岁儿童,1 天最高剂量为 2 g。10 岁以下儿童不推荐使用。

(八)制剂和规格

(1)盐酸二甲双胍片(胶囊):0.25 g。

(2)盐酸二甲双胍肠溶片(肠溶胶囊):0.25 g;0.5 g。

三、格列本脲

(一)药理学

本药为第二代磺酰脲类口服降血糖药,可促进胰岛 B 细胞分泌胰岛素,对 2 型糖尿病患者有效,有强大的降血糖作用。可降低空腹及餐后血糖、糖化血红蛋白。其作用机制为与胰岛 B 细胞膜上的磺酰脲受体特异性结合,使 K^+ 通道关闭,引起膜电位改变,从而使 Ca^{2+} 通道开放,细胞液内 Ca^{2+} 浓度升高,从而使促胰岛素分泌,起到降血糖作用。此外,本药尚具有改善外周组织(如肝脏、肌肉、脂肪)对胰岛素抵抗的胰外效应。

口服吸收快。口服后 2～5 小时血药浓度达峰值。蛋白结合率为 95%。在肝内代谢,由肝和肾排出各约 50%。持续作用 24 小时。半衰期为 10 小时。

（二）适应证

本品适用于单用饮食控制疗效不满意的轻、中度 2 型糖尿病，其胰岛 B 细胞有一定的分泌胰岛素功能，无急性并发症（感染、创伤、急性心梗、酮症酸中毒、高糖高渗性昏迷等）、非妊娠期、无严重的慢性并发症患者。

（三）禁忌证

（1）对本药或其他磺酰脲类过敏者，或对磺胺类药物过敏者。

（2）已明确诊断的 1 型糖尿病患者。

（3）2 型糖尿病伴有酮症酸中毒、昏迷、严重烧伤、感染、外伤和重大手术等应激情况者。

（4）严重肝、肾疾病患者。

（5）严重甲状腺疾病患者。

（6）白细胞减少者。

（7）孕妇。

（四）不良反应

1.代谢/内分泌系统

主要不良反应为低血糖，在热量摄入不足、剧烈体力活动、饮酒、用量过大或与可致低血糖的药物合用时更易发生。症状较轻者，进食、饮糖水大多可缓解（这与阿卡波糖、伏格列波糖不同），但肝、肾功能不全者，年老体弱者及营养不良者和垂体功能不足者，或剂量偏大时可引起严重低血糖，严重可危及生命，导致死亡。还可引起甲状腺功能低下。

2.消化道反应

可出现上腹灼热感、食欲减退、恶心、呕吐、腹泻、口腔金属味，一般不严重，且多与剂量偏大有关。部分患者可因食欲增强而使体重增加。

3.肝脏损害

黄疸、肝功能异常偶见。

4.血液系统

异常少见，包括贫血（溶血性贫血及再生障碍性贫血）、血小板减少、白细胞减少甚至粒细胞缺乏等。

5.变态反应

如皮疹，偶有发生致剥脱性皮炎者。

6.泌尿生殖系统

青年人夜间遗尿十分常见。

7.其他

可有关节痛、肌肉痛、血管炎等反应。

(五)注意事项

(1)有下列情况应慎用：①体质虚弱或营养不良者；②老年患者；③高热患者；④有肾上腺皮质功能或腺垂体功能减退者(尤其是未经激素替代治疗者)；⑤肝、肾功能不全者；⑥甲状腺功能亢进者；⑦恶心、呕吐患者。

(2)本药不推荐儿童使用。

(3)本药对妊娠的影响，动物试验和临床观察证明可造成死胎或婴儿畸形，故孕妇禁用。美国食品和药品监督管理局对本药的妊娠安全性分级为C级。

(4)本药可随乳汁分泌，哺乳期妇女不宜使用，以免授乳婴儿发生低血糖。

(5)用药前后及用药时应当检查或监测血糖及尿糖、糖化血红蛋白、血常规及肝、肾功能，并进行眼科检查。

(六)药物相互作用

(1)与下列药物合用，可增加低血糖的发生率：①抑制磺酰脲类自尿液排泄的药物，如治疗痛风的丙磺舒、别嘌醇。②延缓磺酰脲类代谢的药物，如 H_2 受体拮抗剂(如西咪替丁、雷尼替丁)、抗凝剂及氯霉素、咪康唑。与香豆素抗凝剂合用时，两者初始血药浓度升高，但随后血药浓度降低，故应根据情况调整两药的用量。③促使磺酰脲类与血浆蛋白解离的药物，如水杨酸盐、贝特类降血脂药。④本身具有致低血糖的药物：胍乙啶、奎尼丁、水杨酸盐类及单胺氧化酶抑制剂。⑤β肾上腺素受体拮抗药可干扰低血糖时机体的升血糖反应，阻碍肝糖原酵解，同时又可掩盖低血糖的警觉症状。⑥合用其他降血糖药物，如二甲双胍、阿卡波糖、胰岛素及胰岛素增敏药。

(2)与升高血糖的下列药物合用时，可能需要增加本药剂量：糖皮质激素、雌激素、噻嗪类利尿药、苯妥英钠、利福平等。

(3)酒精本身具有致低血糖的作用，并可延缓本药的代谢。与酒精合用可引起腹痛、恶心、呕吐、头痛及面部潮红，且更易发生低血糖。

(七)用法和用量

1.片剂

成人，口服，用量个体差异较大。开始时 1 次 2.5 mg，早餐前服用，或早餐及午餐前各 1 次；轻症患者 1 次 1.25 mg，1 天 3 次，于 3 餐前服用。用药 7 天后剂量递增(1 周增加 2.5 mg)。一般用量为 1 天 5～10 mg，最大用量 1 天不超过 15 mg。

2.胶囊

成人,口服,开始时 1 次 1.75 mg,早餐前服用,或早餐及午餐前各 1 次。必要时 1 天 5.25～7 mg。最大用量 1 天不超过 10.5 mg。

(八)制剂和规格

(1)格列本脲片:2.5 mg。

(2)格列本脲胶囊:1.75 mg。

四、格列吡嗪

(一)药理学

本药为第二代磺酰脲类口服降血糖药。其作用和机制参阅"三、格列本脲"。口服吸收较快,1～2.5 小时血药浓度达峰值,最高药效时间与进餐后血糖达高峰的时间较一致。主要经肝代谢,代谢产物无药理活性,第 1 天 97％排出体外,第 2 天 100％排出体外。65％～80％经尿排出。10％～15％由粪便中排出。清除半衰期为 3～7 小时。

(二)适应证

本品适用于单用饮食控制疗效不满意的轻、中度 2 型糖尿病患者,其胰岛 B 细胞有一定的分泌胰岛素功能,无急性并发症(感染、创伤、急性心梗、酮症酸中毒、高糖高渗性昏迷等)、非妊娠期、无严重的慢性并发症患者。

(三)禁忌证

(1)对本药或磺胺类药过敏者。

(2)已确诊的 1 型糖尿病患者。

(3)2 型糖尿病患者伴有酮症酸中毒、昏迷、严重烧伤、感染、外伤和重大手术等应激情况者。

(4)肝、肾功能不全者。

(5)白细胞减少者。

(6)肾上腺功能不全者。

(7)孕妇。

(四)不良反应

1.代谢/内分泌系统

本药导致低血糖比较罕见,可发生于以下情况:年老体弱者、体力活动者、不规则进食者、饮酒或含酒精的饮料者及肝、肾功能不佳者。

2.消化道反应

较常见的有恶心、上腹胀满等胃肠道症状。

3.血液系统

曾有报道,本药可致血液系统异常。

4.变态反应

个别患者可出现皮肤变态反应。

5.其他

较常见的有头痛。

(五)注意事项

(1)有下列情况者应慎用:体质虚弱者;伴高热、恶心、呕吐者;有消化道狭窄、腹泻者不宜使用本药控释片。

(2)尚未确定儿童用药的安全性和有效性,不推荐儿童使用。

(3)用药时应从小剂量开始,逐渐调整剂量。

(4)动物试验和临床观察证明本药可造成死胎或婴儿畸形,故孕妇禁用。美国食品和药品监督管理局对本药的妊娠安全性分级为 C 级。

(5)本药可随乳汁分泌,哺乳期妇女不宜使用,以免授乳婴儿发生低血糖。

(6)用药前后及用药时应当检查或监测血糖及尿糖、血常规及肝、肾功能,并进行眼科检查,必要时测定糖化血红蛋白。

(六)药物相互作用

参见"三、格列本脲"。

(七)用法和用量

1.成人

(1)单用饮食疗法失败者,起始剂量为 1 天 2.5～5 mg,以后根据血糖和尿糖情况增减剂量,1 次增减 2.5～5 mg。1 天剂量超过 15 mg 者,分 2～3 次餐前服用。

(2)已使用其他口服磺酰脲类降血糖药者,停用其他磺酰脲类降血糖药 3 天,复查血糖后开始服用本药,从 5 mg 起逐渐加大剂量,直至产生满意的疗效。最大日剂量不超过 30 mg。

2.肾功能不全者

肾功能不全者(包括肌酐清除率低于每分钟 10 mL 者)不需要进行剂量调整,可采用保守剂量。同时在用药的初始阶段应密切监测患者的血糖、尿糖。

3.肝功能不全者

建议初始剂量为 1 天 2.5 mg。

4.老年人

对单次或反复给药的药物代谢动力学研究显示,老年受试者的药物代谢动力学参数没有明显变化,建议初始剂量为 1 天 2.5 mg。

(八)制剂和规格

(1)格列吡嗪片(胶囊):2.5 mg;5 mg。

(2)格列吡嗪分散片:5 mg。

第六章

肿瘤用药

第一节 抗肿瘤药物的分类

过去的药理学曾把抗肿瘤药依据其性质和来源分为 6 类,即烷化剂、抗代谢药物、抗生素、植物药、激素和杂类。但以上分类不能代表药物的作用机制,来源相同的药物可能作用机制完全不同,所以,目前多根据作用机制分类。

一、细胞毒性药物

(一)作用于 DNA 化学结构的药物

1.烷化剂

如氮芥、环磷酰胺和噻替哌等,能与细胞中的亲核集团发生烷化反应。DNA 中鸟嘌呤易被烷化,使 DNA 复制中发生核碱基错误配对。受烷化的鸟嘌呤可以从 DNA 链上脱失,引起密码解释错乱。双功能基的烷化剂常与 DNA 双链上各一鸟嘌呤结合形成交叉联结而妨碍 DNA 复制,也可使染色体断裂。DNA 结构功能的破坏可导致细胞分裂、增裂停止或死亡。少数受损细胞的DNA 可修复而存活下来,引起抗药性。

2.铂类化合物

铂类金属化合物如顺铂可与 DNA 结合,破坏其结构与功能。

3.蒽环类药物

可嵌入DNA 核碱基对之间,干扰转录过程,阻止 mRNA 的形成。如柔红霉素、多柔比星、表柔比星、吡柔比星及米托蒽醌等都是临床上有效的蒽环类药物。放线菌素 D 也属此类药。

4.破坏 DNA 类抗生素

如丝裂霉素的作用机制与烷化剂相同,博来霉素可使 DNA 单链断裂而抑制肿瘤的增殖。

(二)干扰核酸生物合成的药物

该类药物属于细胞周期特异性抗肿瘤药,分别在不同环节阻止 DNA 的合成,抑制细胞分裂增殖,属于抗代谢药。

根据药物主要干扰的生化步骤或所抑制的靶酶的不同,可进一步分为:①二氢叶酸还原酶抑制剂,如甲氨蝶呤等;②胸苷酸合成酶抑制剂,影响尿嘧啶核苷的甲基化,如氟尿嘧啶、替加氟及替加氟/尿嘧啶(优福定)等;③嘌呤核苷酸互变抑制剂(抗嘌呤剂),如巯嘌呤、硫鸟嘌呤等;④核苷酸还原酶抑制剂,如羟基脲;⑤DNA 多聚酶抑制剂,如阿糖胞苷等。

(三)作用于核酸转录药物

作用于核酸转录药物包括放线菌素 D、阿柔比星,均是由微生物所产生的抗肿瘤药,为细胞非特异性周期药,对处于各周期时相的肿瘤细胞均有杀灭作用。

(四)拓扑异构酶抑制剂

该类药物直接抑制拓扑异构酶,阻止 DNA 复制及抑制 RNA 合成。该类药物包括拓扑异构酶 I 抑制剂和拓扑异构酶 II 抑制剂。拓扑异构酶 I 抑制剂的代表药有伊立替康、拓扑替康、羟喜树碱;拓扑异构酶 II 抑制剂的代表药有依托泊苷、替尼泊苷。

(五)干扰有丝分裂的药物

(1)影响微管蛋白装配的药物,干扰有丝分裂中纺锤体的形成,使细胞停止于分裂中期,如长春新碱、紫杉醇及秋水仙碱等。

(2)干扰核蛋白体功能、阻止蛋白质合成的药物,如三尖杉碱。

(3)影响氨基酸供应、阻止蛋白质合成的药物,如门冬酰胺酶,可降解血中门冬酰胺,使瘤细胞缺乏此氨基酸,不能合成蛋白质。

二、改变机体激素平衡而抑制肿瘤的药物(激素类)

与激素相关的肿瘤如乳腺癌、前列腺癌、子宫内膜腺癌等可通过激素治疗或内分泌腺的切除而使肿瘤缩小。这说明起源于激素依赖性组织的肿瘤,仍部分地保留了对激素的依赖性和受体。通过内分泌或激素治疗,直接或间接通过垂体的反馈作用,改变原来机体的激素平衡和肿瘤生长的内环境,可以抑制肿瘤的生长。另一类药物如他莫昔芬则是通过竞争肿瘤表面的受体,干扰雌激素对乳腺癌的刺激。而肾上腺皮质激素则可通过影响脂肪酸的代谢而引起淋巴细胞溶解,故对急性白血病和恶性淋巴瘤有效。激素类药包括雌激素、孕激素、雄激素等。

三、生物反应调节剂

生物反应调节剂是一类具有广泛生物学活性和抗肿瘤活性的生物制剂,对机体的免疫功能有增强、调节作用。

四、单克隆抗体

利用基因工程技术所生产的抗肿瘤单克隆抗体已近千种,如利妥昔单抗、曲妥珠单抗、西妥珠单抗,通过对受体的高选择亲和性、抗体依赖性的细胞毒性作用,来杀灭肿瘤细胞或抑制肿瘤细胞增殖。

五、辅助化学治疗药物及其他

重组人血管内皮抑素,用于联合长春瑞滨＋顺铂化学治疗(以下简称化疗)方案治疗初始或复治的Ⅲ/Ⅳ期非小细胞肺癌;右雷佐生可减少多柔比星引起的心脏毒性的发生率和严重程度用于减少蒽醌类抗生素化疗引起的心脏毒性;替莫唑胺用于新诊断的多形性胶质母细胞瘤;美司钠,预防氧氮磷环类药物(环磷酰胺、异环磷酰胺)引起的泌尿道毒性;用于防止化疗和放疗引起的恶心与呕吐的药物如昂丹司琼、格拉司琼、托烷司琼及帕洛诺司琼等。

第二节　抗肿瘤药物的合理应用

一、化疗的临床应用范围

在恶性肿瘤的治疗中,化疗主要用于3种情况:①单纯应用抗肿瘤药物治疗某些全身性肿瘤和晚期肿瘤患者;②手术及放疗的辅助化疗;③手术前的新辅助化疗。

(一)单纯化疗

某些全身性肿瘤、晚期肿瘤患者失去手术切除的机会,或者有手术禁忌证而不能手术者,或者因肿瘤对放疗不敏感,在这种情况下,化疗便成为可供选择的重要治疗方法。但是,不同的肿瘤对化疗药物的反应程度不一样,甚至同一种肿瘤,因肿瘤细胞异质性的存在,对化疗药物的敏感性也有差异,需要根据不同的肿瘤、不同的发展阶段和趋向采取适当的措施。为了提高化疗的治疗效果,人们不断地在应用新药、改进治疗方案、选择治疗适应证及支持治疗等方面进行探索。

影响肿瘤化疗疗效的因素很多,在配合化疗的支持治疗方面,重点要解决的是药物引起的骨髓抑制。目前,采用自体或异体骨髓移植治疗淋巴造血系统恶性疾病已经得到了广泛的研究和应用,大多数人认为,骨髓移植能加速骨髓重建,促进造血功能的恢复。适用于骨髓移植的还有部分实体瘤如小细胞肺癌、神经母细胞瘤、睾丸肿瘤、尤因肉瘤、乳腺癌、卵巢癌等。生物反应调节剂是近年来提出的新型药物,如左旋咪唑、胸腺素、转移因子、白介素-2,也可用于肿瘤化疗的辅助支持治疗。我国在研究肿瘤的防治方面,走出了一条中西医结合的道路,在防止复发、转移方面达到了先进的水平。根据化疗后出现的耗气伤阴、脾胃受损等不良反应,运用中医给予辨证诊治,用健脾和胃、疏肝理气、补益心脾的治疗原则,使不少患者顺利完成了各个疗程的治疗。进入 20 世纪 80 年代以来,不但确立了化疗在肿瘤综合治疗中的地位,而且,化疗适应证也在逐渐扩大,成为全身性肿瘤和晚期肿瘤患者不可缺少的首选治疗方法,治愈率逐渐提高。

(二)辅助化疗

辅助化疗是提高手术和放疗疗效的一种综合治疗方法,包括放疗前、后的辅助用药和手术后辅助化疗。在放疗前化疗,可以使肿块缩小,减少照射范围,为放疗创造条件。经过某些药物治疗的肿瘤,有时还可以增加肿瘤细胞对放疗的敏感性。在放疗之后给药,有助于清除残余的和转移的亚临床微小癌灶,减少复发,提高和巩固放疗效果。手术后的辅助化疗,目的是在肿瘤复发灶被切除之后消灭手术野之外的肿瘤复发。手术加术后辅助化疗,可使骨肉瘤的治愈率提高到 $60\%\sim80\%$,使睾丸肿瘤治愈率提高到 $90\%\sim100\%$。但是,对于目前一些常见的肿瘤如胃癌、大肠癌患者,还缺乏确切有效的辅助化疗方案。其次,化疗引起的不良反应可以导致手术切口出血或者感染,影响愈合,有时这些不良反应往往会影响治疗效果。

(三)新辅助化疗

新辅助化疗是指在手术前的短时间内给予辅助化疗,一般给予 3 个疗程左右,目的是缩小原发肿瘤以便更有利于手术切除。国外报道的新辅助化疗多结合放疗同时进行。新辅助化疗是局部和全身相结合的新途径,在很多方面具有明显的优势:①使瘤体缩小以利于手术切除;②破坏肿瘤细胞活力,防止手术时的扩散和转移;③避免在原发灶切除后因肿瘤细胞减量而引起潜伏继发灶的快速增长;④早期用药减少抗药性产生的机会;⑤对手术标本的病理观察可以帮助判断新辅助化疗疗效,从而筛选合适药物的最佳方案。

手术切除标本中肿瘤细胞的坏死程度是最直观的指标之一,一般认为坏死面积＞60％为有效。尽管新辅助化疗具有上述的优点,使一些失去手术机会的晚期肿瘤患者重新获得了手术切除的机会,但是,对患者的长期生存率的影响和改善预后方面,至今尚无确切的结论。再加上化疗的毒副作用较大,患者消耗很大等因素,往往在术后仍然需要给予辅助化疗和支持治疗。因此,在选择新辅助化疗时应严格掌握其适应证:①既往未经治疗者;②患者一般情况良好,能耐受化疗和手术;③估计化疗后能够手术切除者;④实验室检查,白细胞计数＞4×10^9/L,血小板计数＞100×10^9/L,肾功能正常者;⑤病变未发生大范围扩散或远处转移者。

二、化疗药物的合理使用

(1)为了正确地使用化疗药物,发挥药物的最大治疗效果,临床医师必须熟知抗肿瘤药物的抗菌谱、药物代谢动力学、不良反应、药物相互作用、使用规范,合理应用抗肿瘤药物。在化疗期间和化疗前后检测血常规变化,凡出现白细胞计数＜3×10^9/L,血小板计数＜50×10^9/L,严重呕吐、腹泻和肝、肾及神经系统毒性反应者,应视为停药的指征。凡严重肾脏疾病、骨髓转移、临床上已出现恶病质、既往多次化疗和放疗而使白细胞和血小板低下者,应禁用化疗。

(2)周期非特异性药物对癌细胞的作用较强而快,高浓度下能迅速杀灭癌细胞;周期特异性药物的作用需要一定时间才能发挥其杀伤作用。周期非特异性药物的剂量反应曲线接近直线,在机体能耐受的毒性限度内,其杀伤能力随剂量的增加而增加。在浓度和时限的关系中,浓度是主要因素。周期特异性药物则不然,其剂量反应曲线是一条渐近线,即在小剂量时类似于直线,达到一定剂量后不再上升,出现平台。相对来说,在影响疗效的浓度与时间的关系中,时间是主要的因素。因此,为使化疗药物发挥最大的作用,非特异性药物宜静脉一次推注,而特异性药物则以缓慢滴注、肌内注射或口服为宜。

(3)联合化疗方案中一般包括两类以上药理作用机制不同的药物,且常用周期特异性药物与作用于不同时相的周期特异性药物配合使用。

联合化疗用药的原则:①选用的药物一般应为单药应用有效的药物。只有在已知有增效作用,并且不增加毒性的情况下,方可选择单用无效的药物。②各种药物之间的作用机制及作用与细胞周期时相各异。③各种药物之间有或可能有互相增效作用。④毒性作用的靶器官不同,或者虽然作用于同一靶器官,但是作用的时间不同。⑤各种药物之间无交叉耐药性。

三、联合化疗方案药物的制订

联合化疗是目前肿瘤化疗广泛应用的方法,在临床上单一应用某种化疗药物治疗肿瘤的方法已极少见。联合化疗方案的设计应主要根据恶性肿瘤细胞增殖动力学的原理,结合药物的生化靶点差异、毒性部位的不同及药物的抗瘤谱等综合考虑。

(一)联合化疗的基本方法

1.序贯疗法

将几种不同的药物,分先后次序给药。使用这种疗法时应充分考虑不同肿瘤细胞增殖动力学特点,而实施不同的方案。

2.联合给药法

同时使用几种药物。使用这种方法时每种药物都应使用其最大的耐受量,而不应因为联合用药而降低每种药物的剂量。

(二)制订联合用药方案时应考虑的问题

1.从细胞增殖动力学考虑

(1)对生长缓慢、生长比率较低的实体瘤,G_0期(静止期)细胞较多,可先用周期非特异性药物,杀灭增殖期和部分 G_0 期细胞,使肿瘤变小,驱使 G_0 期细胞进入增殖期,继而使用周期特异性药物将其杀灭。如此反复数个疗程,可根治。

(2)对生长快、生长比率较高的肿瘤,处于增殖期的细胞较多,应先使用周期特异性药物,使大量处于增殖周期的瘤细胞被杀灭,以后再用周期非特异性药物杀伤其他各期细胞。待 G_0 期细胞进入周期时,再重复上述疗法。如同时应用作用于不同时期的抗肿瘤药物,对各期细胞同时打击,可获得较好的效果。

(3)同步化疗是一种特殊的序贯疗法。先使用对 S 期(DNA 合成期)细胞有作用的药物,使肿瘤细胞齐集于 G_1 期(DNA 合成前期),然后应用作用于 G_1 期的药物,可使疗效提高。

2.从药物作用原理考虑

联合应用作用于不同环节的抗肿瘤药物,可使疗效增加,如烷化剂加抗代谢药物等。

3.从药物毒性考虑

不同毒性的药物联合使用,可降低毒性,提高疗效。如泼尼松、长春新碱的骨髓抑制作用较小,与其他药物联合使用,可减少对骨髓的抑制作用。

4.从药物的抗瘤谱考虑

(1)胃肠道癌:宜用氟尿嘧啶、喜树碱、噻替哌、环磷酰胺等。

(2)鳞癌:宜用博来霉素、甲氨蝶呤等。

(3)肉瘤:宜用环磷酰胺、顺铂、阿柔比星等。

总之,制订联合化疗方案,要从多方面、不同角度及因人、因瘤而异,从实际情况出发,使用不同的方法,以取得最好的效果。

四、分子靶向治疗药物安全应用

恶性肿瘤的常规治疗手段包括手术、化疗和放疗。化疗也称为化学药物治疗,在肿瘤治疗中一直发挥着重要作用,但治疗效果受剂量依赖性毒性的影响,特别是传统化疗药物的治疗效果似已进入了"平台期"。近年来,肿瘤分子靶向治疗因具有疗效高、不良反应少且轻等特点而备受瞩目,各种新型分子靶向治疗药物成为近年来的研究热点,并逐步成为临床肿瘤治疗的重要组分。

(一)分子靶向治疗的特点

肿瘤分子靶向治疗是指在肿瘤细胞分子生物学的基础上,利用肿瘤组织或细胞所具有的特异性或相对特异性的结构分子作为靶点,使用某些能与这些靶分子特异性结合的抗体或配体等达到直接治疗或导向治疗目的的一类治疗方法。分子靶向药物因以某些肿瘤细胞膜上或细胞内特异性表达的分子为作用靶点,故能更有特异性地作用于特定肿瘤细胞,阻断其生长、转移或诱导其凋亡,抑制或杀死肿瘤细胞。与传统化疗药物相比,分子靶向药物可高选择性地杀伤肿瘤细胞而减少对正常组织的损伤,具有低毒、高效的特点,并且可能从根本上抑制或消灭肿瘤细胞。

(二)分子靶向药物的不良反应

与化疗药物相比,分子靶向药物的不良反应相对较轻,常见的有恶心、腹泻、乏力、蛋白尿、高血压和痤疮样皮疹。但也有一些不良反应十分严重且难以恢复,特别是皮肤反应、心血管不良反应、肺间质性疾病。

1.皮肤反应

皮肤反应多见于作用于表皮生长因子受体的药物,包括表皮生长不良导致的痤疮样皮疹、皮肤皲裂、疼痛和色素沉着等,多发生于颜面、上胸背部和手足皮肤。

2.心血管不良反应

心血管不良反应主要包括高血压、左心室射血分数下降、心肌缺血或心肌梗死、Q-T间期延长和血管栓塞。年老及伴有心血管疾病者更易发生上述不良反应,故对有心血管高危因素的患者应特别慎重并进行必要的监控,同时避免与蒽环类等可影响心血管功能的化疗药物联用。

3.肺间质性疾病

肺间质性疾病多发生于用表皮生长因子受体酪氨酸激酶抑制剂治疗的患

者,利妥昔单抗等也可引起。一旦发生,需及早停用并积极应用大剂量糖皮质激素治疗。

4.神经系统毒性

长期应用利妥昔单抗等靶向药物可导致神经系统毒性,虽不常见,但一旦发生通常较严重,具体包括多灶性脑白质病变及进展性和可逆性脑白质病变等,主要发生于既往接受过化疗的患者。

5.肾损伤

贝伐珠单抗有肾毒性,最常见表现是蛋白尿(21%～64%)。在索拉非尼的Ⅱ期临床试验中,19例(41%)患者出现了蛋白尿。在舒尼替尼治疗肾癌的Ⅱ/Ⅲ期临床试验中,尽管蛋白尿报道较少,但分别有 9 例(14%)和 66 例(17.6%)患者出现肌酐水平升高。蛋白尿的出现意味着肾小球滤过屏障的结构遭到破坏,其程度决定采取何种治疗措施,其中中度(1 g/24 h＜尿蛋白≤3 g/24 h)或严重(尿蛋白＞3 g/24 h)蛋白尿患者需要请相关专家会诊以决定是否应使用 ACEI 或血管紧张素Ⅱ受体阻滞剂等药物治疗,是否可继续使用抗血管生成药物治疗。如果出现了肾损伤或肾病综合征,必须停用抗血管生成药物,同时进行积极的对症治疗。

第三节　抗肿瘤药物的神经系统不良反应及防治

接受抗肿瘤药物治疗的癌症患者中,约 40% 会出现神经系统不良反应,包括中枢神经系统不良反应及周围神经系统不良反应,其对患者预后、生活质量或生存可造成负面影响。值得注意的是,若早期对抗肿瘤药物引起的中枢神经系统不良反应或周围神经系统不良反应作出识别,并进行适当治疗,可预防、逆转其毒性反应。本节对抗肿瘤药物引起神经系统不良反应的发生机制及其相关防治方法进行概述。

一、中枢神经系统毒性

抗肿瘤药物引起中枢神经系统的临床症状:①焦虑、烦躁、抑郁、失眠或嗜睡等精神症状及记忆衰退、语言障碍、发呆、痴呆等认知功能缺失;②痉挛、麻痹、躯体性共济失调、感觉障碍(尤其是一侧性)、构音障碍、眼球震颤等神经症状。

(一)中枢神经系统毒性的发生机制

抗肿瘤药物引起中枢神经系统不良反应的发生机制主要有以下几个方面。

(1)直接破坏血-脑屏障,增加血-脑屏障通透性,进入脑实质,损伤脑细胞,出现相应的神经毒性,如卡莫司汀、顺铂。

(2)损伤脑组织结构。抗肿瘤药物引起脑组织结构损伤的发生机制:①导致大脑皮质畸形,如皮质变薄、细胞体积异常、脑细胞数量减少、神经细胞异常发育等;②诱导神经细胞破坏、凋亡;③影响细胞结构和神经元迁移,如长春新碱阻止微管再聚合,破坏细胞骨架,干扰神经元迁移。

(3)影响脑组织能量和物质代谢。抗肿瘤药物引起脑组织能量和物质代谢的发生机制包括:①影响代谢及 ATP 的形成,如甲氨蝶呤;②水肿,如白介素-2可损伤血管内皮细胞,使血管的通透性增加,出现脑水肿。

(4)损伤大脑皮质。

(5)损伤小脑。抗肿瘤药物引起小脑损伤的发生机制为小脑细胞变性或破坏,如阿糖胞苷对浦肯野细胞的特异性损伤。

(6)改变神经递质含量,如门冬酰胺酶。

(二)易引起中枢神经系统毒性的药物

甲氨蝶呤、长春新碱、氟尿嘧啶、阿糖胞苷、异环磷酰胺、环磷酰胺、门冬酰胺酶、顺铂、苯丁酸氮芥、卡莫司汀、洛莫司汀、丙卡巴肼、白消安、卡莫氟、替加氟、氟达拉滨、克拉屈滨、六甲蜜胺、米托坦、喷司他丁等。

二、周围神经系统毒性

周围神经毒性可以表现为感觉性的、运动性的或者是混合性(感觉运动性)的。以下两种类型很常见:一种是感到疼痛的感觉神经损伤,表现为手足麻木疼痛、踝反射消失、足趾振动觉减弱、四肢远端或口周感觉缺失等,如铂类化合物;另一种是伴有或不伴有自主神经受损的混合性神经损伤,表现为肌无力、神经源性痛、腹部疝气痛、腹泻等,如长春碱和紫杉烷类药物。

(一)周围神经系统毒性的发生机制

(1)损伤周围神经系统的神经元。抗肿瘤药物引起周围神经系统的神经元损伤的发生机制:①直接损伤神经细胞;②神经细胞氧化应激过度,能量耗竭,导致线粒体损伤,最终激活细胞凋亡途径,如铂类化合物。

(2)损害神经轴索,如长春花生物碱类药物对微管的解聚和紫杉醇对微管的稳定化作用均可导致轴索病变。

(3)致髓鞘损害,如脱髓鞘、髓鞘肿胀、胶质化等。

（4）通过影响离子通道产生神经毒性,如奥沙利铂对电压门控 Na^+ 通道的影响。

（5）影响细胞信号传导,如硼替佐米。

(二)易引起周围神经系统毒性的抗肿瘤药物

该类药物有长春碱、长春新碱、长春地辛、硼替佐米、沙利度胺、多西他赛、紫杉醇、顺铂、卡铂、奥沙利铂、丙卡巴肼、吉西他滨、米托蒽醌、依托泊苷、多柔比星等。

三、神经毒性的诊断

诊断神经毒性反应至关重要的两个途径是认真询问病史和查体。病史询问应包括近期化疗过程、前次治疗后的反应及既往神经毒性反应史。同时,要注意识别用药治疗期间出现的临床表现和诱因,以及既往存在的神经性损伤。例如,神经传导速度与家族神经病史被认为可预示长春新碱导致的神经毒性,虽然此假说目前尚没有明确的数据支持。此外,接受长春新碱化疗且患有遗传性运动感觉性神经病(腓骨肌萎缩症 I 型)的患者,患严重急性与慢性神经毒性的概率更高。

临床医师可以应用多种经设计及验证的诊断表对化疗引起的神经毒性进行评估。查体要尽可能全面,运动、感觉、小脑的功能都应该被测试。若考虑到中枢神经毒性,还应同时进行相应的检查。不同化疗可影响不同周围神经的亚型变化,因此很有必要对不同感觉功能(如痛感、震感、两点区分感)进行测试。

诊断测试可能会起到一定作用,应该在需要时进行。应用甲氨蝶呤导致脑膜炎的患者,其典型特点是脑脊液细胞增多且培养后无菌。应用奥沙利铂数小时内脊髓电图及神经传导速度出现异常,且引发神经的高度兴奋状态。患者所主诉症状及表现出来的症状与异常兴奋有关。一项关于腓肠神经传导速度的研究提示,紫杉醇导致的神经毒性可有缓慢的生理电位。应用洛莫司汀、甲氨蝶呤及长春新碱而引发认知功能障碍及中枢神经毒性反应的患者,典型特点为脑电图表现为较缓慢的放电。

四、神经毒性的防治措施

目前尚无有效的疗法治疗和逆转化疗诱导的神经毒性。因此,治疗的重点是监测神经毒性,以便能在严重的神经功能障碍出现之前调整治疗方案,或用其他合理的方法把神经毒性限定在最小的限度内。

（一）预防

1.建立一个有效的监测系统

例如接受鞘内化疗的患者更容易发生脊髓病,脊髓病通常是不可逆的,必须予以高度重视。在治疗期间,患者可能出现模糊的神经症状或放射性背痛,这些症状往往是神经损伤的早期体征。神经系统检查也许不能发现神经功能的缺失,但脑脊液中的髓磷脂蛋白水平升高表明继续化疗产生脊髓病的危险性很大。同样应用长春新碱可引起外周神经病变,包括自主神经、运动神经、感觉神经疾病。自主神经毒性可表现为肠运动障碍、肠梗阻及粘连性肠穿孔。因此,接受长春新碱化疗的患者一旦出现腹部症状,应该做全面、系统的神经学检查;出现顽固性便秘提示应该停用长春新碱。

2.调整抗肿瘤药剂量及用法

在某些治疗方案中,改变用药方法可以明显降低发生神经系统并发症的风险。如应用甲氨蝶呤化疗治疗脑膜白血病或肿瘤时,在头颅放疗之前进行化疗,由甲氨蝶呤引起的脑白质病发病率明显低于放疗先于化疗组的患者。这种通过改变联合治疗时的用药顺序而降低神经毒性的机制尚不清楚。其中一种观点认为放疗破坏了血-脑屏障,从而增加了脑组织暴露于抗肿瘤药的机会。在包含顺铂和异环磷酰胺的联合化疗方案中,降低药物剂量也可降低神经毒性。接受异环磷酰胺治疗之前应用过顺铂,可显著增加异环磷酰胺引起的脑病发病率。当神经毒性变得严重时,就应当考虑降低给药剂量,然而这可能降低总生存率和无病生存率,尤其是在辅助治疗过程中。这个时候,权衡药物治疗的利弊就显得尤为重要。

3.识别高危人群患者

某些患者更容易发生治疗相关的神经毒性作用。例如,伴有糖尿病性神经病、遗传性运动感觉神经病等潜在神经病的化疗患者,酗酒、营养不良的患者更容易并发重度神经病,包括潜在致命的自主神经病变。这些患者应当进行密切监测,一旦出现自主神经障碍则立即停药。周围神经病变可能是癌症的一个组成部分,如多发性骨髓瘤,使用硼替佐米等具有神经毒性的药物可能会增加神经病变的严重性。进行鞘内化疗的患者,在化疗过程中应该定期施行脑脊液检查,以确认脑脊液在正常范围内。

顺铂所致的不可逆耳毒性在具有潜在听力缺失的患者中表现得更加严重。内耳区域及颞叶的放疗会加速顺铂引起的听力丧失,且无论用顺铂之前进行放疗还是用顺铂之后进行放疗。

(二)预防性药物

(1)阿米福汀:为在放疗、化疗中对正常组织的保护,是一种广谱的细胞保护剂。对铂类、烷化剂、蒽环类、紫杉类等细胞毒性药物造成的肾毒性、耳毒性、骨髓毒性、心肺毒性、黏膜毒性和外周神经毒性等有保护作用。放疗期间保护皮肤、黏膜和唾液腺免受放射线的损伤。

注射用氨磷汀:规格为每支 250 mg、400 mg、500 mg、1 000 mg。用法:氨磷汀胃肠道吸收差,应静脉或皮下给药。在 $25 \sim 1\ 330\ mg/m^2$ 剂量范围内均有细胞保护作用,疗效与剂量呈正相关。①配合化疗:起始剂量 $500 \sim 600\ mg/m^2$,常用剂量 $800\ mg/m^2$,加入生理盐水 50 mL,化疗前 $20 \sim 30$ 分钟开始静脉滴注 15 分钟以上;②配合放疗:$200 \sim 300\ mg/m^2$,$3 \sim 5$ 次/周,静脉滴注后 $10 \sim 15$ 分钟开始放疗效果好于 30 分钟后开始放疗,注射后立刻放疗效果较好;③皮下注射:每天 500 mg,分 2 次分别于放疗前 60 分钟、20 分钟皮下注射,疗效等同于 $200\ mg/(m^2 \cdot d)$,而低血压发生率显著减少;④直肠给药:用于预防放射性肠炎,用量较大,$1.5 \sim 2.5\ g/d$ 疗效显著好于 $0.5 \sim 1.0\ g/d$。

(2)有研究发现谷胱甘肽、乙酰半胱氨酸、谷氨酸盐可在化疗中减少神经毒性;亚甲蓝可加速异环磷酰胺所致脑病的恢复;亚叶酸钙可能对甲氨蝶呤导致的脑病和嗜睡有效果;乙酰左旋肉碱、硫辛酸可能对紫杉醇及铂类化合所致神经毒性有效,但在常规应用前尚需要大样本研究验证。

(3)一项研究结果显示抗癫痫药物普瑞巴林可改善一级神经病变,但此结果仍需要更大样本量、随机化试验的验证。而三环抗抑郁药物阿米替林及去甲替林的试验并未证明其具有明显的降低神经毒性的疗效。

(三)其他方法

(1)N-甲基-D-天冬氨酸受体拮抗剂可以缓解甲氨蝶呤引起的亚急性神经毒性。在接受甲氨蝶呤过量鞘膜内应用(>100 mg)的患者中,可以用脑室灌注直接移除脑脊液中的甲氨蝶呤。鞘膜内应用羧肽酶 G_2 可以显著降低鞘膜内应用致命剂量甲氨蝶呤动物的死亡率,可以用作这种并发症的首选治疗方法。

(2)亚叶酸钙对于接受致死剂量长春花生物碱类药物的老鼠具有保护作用,在人类中也有关于其成功挽救过量长春花生物碱类药物治疗的报道,但是缺乏前瞻性试验。

第四节　抗肿瘤药物的呼吸系统不良反应及防治

多种抗肿瘤药物能引起呼吸系统的不良反应,主要表现为间质性肺炎和肺纤维化。临床症状为发热、干咳、呼吸困难、疲乏不适等,严重者可出现呼吸困难加重、气促、发绀等。虽然发生率不高,但是严重的会危及生命。因此,临床应用抗肿瘤药物时,应密切观察患者的临床症状,定期进行辅助检查,做到防治结合,早期发现呼吸系统的不良反应,及时停药,并给予对症治疗,促进肺部功能结构恢复。这一节对抗肿瘤药物引起间质性肺炎和肺纤维化等呼吸系统不良反应的发生机制和防治方法进行介绍。

一、呼吸系统不良反应的发生机制

多种抗肿瘤药物可引起呼吸系统的不良反应,除了博来霉素外,大部分抗肿瘤药物引起呼吸系统不良反应的发生机制并不清楚。博来霉素引发的肺纤维化是其最严重的呼吸系统的不良反应,当其总用量在 450 mg 以下时,发生率为5%～10%,当总剂量超过 550 mg 时,10%的患者可发生致命性的呼吸系统不良反应。博来霉素引起呼吸系统的不良反应危险因素包括累积剂量、肾功能减退、年龄、吸烟、纵隔放疗和高压氧等。

博来霉素可集中在肺部和皮肤,可与肺毛细血管内皮细胞及Ⅰ型肺泡细胞起作用,造成两者损伤。博来霉素氧化自由基的损伤作用超过了还原性物质(如谷胱甘肽)的保护作用。肺组织中能分解博来霉素的酶比较少,自由基的氧化作用先作用于毛细血管内皮细胞的结构和功能,进而进攻Ⅰ型细胞,使纤维性渗出液进入肺泡细胞,随后粒细胞聚集,并释放趋化因子、过氧化物酶、弹性蛋白酶和胶原酶。最终导致淋巴细胞和浆细胞浸润肺组织,巨噬细胞和淋巴细胞的趋化作用进一步刺激成纤维细胞,促进胶原蛋白的沉着和肺纤维化。Ⅰ型细胞的破坏、Ⅱ型细胞的增生是博来霉素引起细胞损伤和细胞修复的标志性进程。

其他抗肿瘤药物引起呼吸系统不良反应的详细发生机制尚未十分明确,可能涉及以下几种机制。

(一)反应性氧代谢物

一些细胞毒性抗肿瘤药物通过刺激活性氧代谢产物的生成而发挥肺损伤作用。活性氧代谢产物包括超氧阴离子、过氧化氢和羟基,这些产物都参与机体的氧化还原反应,进而产生脂肪酸氧化,氧化的脂肪酸对肺组织具有直接的毒害作用,影响细胞膜的稳定性;同时,氧化物也会引起肺组织其他的炎症反应,如花生四烯酸氧化产生免疫反应物质,如前列腺素和白三烯等。

(二)免疫应答机制

多数药物本身没有免疫原性,而具有低分子量($<1\,000\times10^3$)的药物,必须共价结合到高分子量载体蛋白上,以成为有效的免疫原。而半抗原可以直接绑定到免疫原性肽,即主要组织相容性复合物分子,以形成免疫原性复合物。肺组织与许多药物接触,形成的免疫原性物质激活机体的免疫系统,抗肿瘤药物打破机体免疫效应细胞和免疫抑制细胞之间的平衡,从而导致肺组织损伤。

(三)生化活性物质均衡失调

为了维持肺泡细胞弹性功能的灵活性,肺间质细胞的胶原蛋白处于不断产生和不断溶解的均衡状态,如博来霉素引起的呼吸系统的不良反应。蛋白酶和抗蛋白酶系统的失衡也产生呼吸系统的不良反应,如环磷酰胺能产生灭活抗蛋白酶系统的物质,增加蛋白溶解酶的功能。

(四)其他机制

其他可能的机制:细胞毒性药物对毛细血管内皮细胞、肺泡上皮细胞的直接损伤作用、反应性的胸腔积液等。

二、呼吸系统不良反应的诊断

抗肿瘤药物引发的呼吸系统的不良反应,通常属于远期毒性反应。临床上诊断抗肿瘤药物所致呼吸系统的不良反应,往往需进行排他性诊断,其与心源性肺水肿、肺部感染、原发疾病(如肿瘤)肺部浸润的鉴别尤为重要。需结合患者的病史、临床表现、临床检查及病理结果进行判断。

临床主要表现:非心源性肺水肿及过敏性肺炎通常表现为急性发病、发热、呼吸困难、干咳、疲倦不适等;间质性肺炎和肺纤维化常于化疗结束后 1~3 个月发病,常见活动性呼吸困难。体征可见呼吸急促、双肺底部听诊可有啰音。

三、易引起呼吸系统不良反应的抗肿瘤药物

(1)烷化剂:白消安、环磷酰胺、苯丁酸氮芥、美法仑。

(2)亚硝脲类:卡莫司汀、洛莫司汀、司莫司汀。

(3)抗生素类:博来霉素、丝裂霉素、新致癌菌素。

(4)抗代谢类:甲氨蝶呤、硫唑嘌呤、巯嘌呤、阿糖胞苷、吉西他滨。

(5)植物碱类:长春地辛、依托泊苷、紫杉醇、伊立替康、拓扑替康、长春碱。

(6)生物工程制剂:利妥昔单抗、吉非替尼、厄洛替尼、干扰素。

(7)其他:丙卡巴肼。

间质性肺炎与肺纤维化并没有明确的界限,同一种药物可引起肺炎,随着病程进展也可发展为肺纤维化,如博来霉素。博来霉素和平阳霉素引起的肺纤维化最为常见,而肺损伤是博来霉素最严重的不良反应,表现为由非特异性肺炎到肺纤维化的病程进展,甚至快速死于肺纤维化,与其他细胞毒性药物联合使用时,可增加博来霉素呼吸系统的不良反应。紫杉醇引起呼吸系统不良反应则主要表现为肺水肿,同时伴有胸腔积液和外周水肿。吉西他滨呼吸系统的不良反应范围是轻度的呼吸困难到致命的急性呼吸窘迫综合征。间质性肺炎是吉非替尼和厄洛替尼最严重的不良反应。甲氨蝶呤能产生类似过敏性肺炎的症状,有时会出现胸膜炎和由肺水肿导致的急性呼吸衰竭,但其具体机制是否与超敏反应有关尚未明确,其引起的肺部损伤症状可逆,一般不需要停药。有些抗肿瘤药呼吸系统的不良反应与剂量有关,如博来霉素、卡莫司汀;而有些抗肿瘤药物呼吸系统的不良反应与药物剂量无直接关系,如白消安、丝裂霉素。不同抗肿瘤药引发呼吸系统不良反应的潜伏期各不相同,如博来霉素常于停药后1个月以上发生;丝裂霉素常发生于治疗后6～12个月,也可于停药后短期内发生,而白消安在治疗开始8个月至10年才发生,平均时间为4年。

四、呼吸系统不良反应的防治措施

(一)非药物性手段

对于抗肿瘤药物引起的呼吸系统的不良反应,目前尚缺乏肯定有效的治疗手段,为了降低抗肿瘤药物呼吸系统不良反应的发生率,临床在使用抗肿瘤药物进行治疗时,应注意以下几点。

(1)在药物治疗前,需对患者的综合情况进行全面评估,包括肿瘤侵犯范围及准确的分期;患者行为能力得分;心、肝、肺、肾等重要脏器功能的评价等。并了解患者既往有无肺部疾病、放疗和化疗等病史。

(2)对不同的药物,严格掌握相关药物的适应证、禁忌证、剂量、疗程及不良反应等,必要时监测血药浓度。

(3)对于年老体弱或恶病质、既往多个疗程放疗和化疗、骨髓转移、肝和肾功能损害、严重心血管疾病及高浓度吸氧等高危患者,慎用并适当限制抗肿瘤药物的总量,严重者建议不用抗肿瘤药物。为了降低呼吸系统不良反应的发生率,一般会限制药物的累计总量,如博来霉素300～450 mg,丝裂霉素40～60 mg。

(4)对于胸部放疗后、联合化疗、70岁以上半年内用过博来霉素、既往有肺部疾病或者肺功能不全者,应慎用博来霉素、白消安等。

(5)用药期间应密切观察药物疗效及不良反应,定期行血液生化、肝功能、肾功能、血气分析、肺功能等检查,每周 1～2 次,及早发现是否有肺损害,并应用肺保护剂、抗氧化剂,降低呼吸系统不良反应发生的风险。

(6)一旦出现肺损伤的表现,应立即停药,并给予相应处理。化疗过程中,可结合所用药物、患者情况及以下几个方面作为停药指征:①用药疗程超过一般起效时间或者累积剂量超过显效剂量,继续用药无效;②频繁呕吐并影响患者日常生活时;③有血性腹泻或者腹泻每天超过 5 次;④血常规异常(白细胞计数低于 3 000/mm³,血小板计数低于 80 000/mm³)或血常规急剧下降时,为防止发生严重骨髓抑制,也应停药;⑤患者感染发热,体温超过 38 ℃时;⑥重要脏器损伤,如心肌损伤、中毒性肾炎、中毒性肝炎、肺纤维化等。

(7)有肺部损伤的患者,由于抵抗力低下,排痰较差,容易合并细菌感染,因此应注意肺部感染的预防和控制,当合并炎症时,要彻底消炎,同时可给予低氧吸入,以保护和改善重要器官的功能。

(二)治疗药源性肺损伤的药物

1.抗氧化剂

如还原型谷胱甘肽、维生素 E 和乙酰半胱氨酸等。还原型谷胱甘肽是含有巯基的三肽类化合物,在人体内具有活化氧化还原系统,能激活体内的巯基酶等,通过巯基与体内的自由基结合,转化成容易代谢的酸类物质,从而加速自由基的排泄,有助于减轻化疗、放疗的不良反应,并能与多种外源性、内源性有毒物质结合生成减毒物质。

还原型谷胱甘肽片:每片 0.1 g,口服 400 mg(4 片),1 天 3 次,疗程 12 周。还原型谷胱甘肽注射液:规格为每瓶 1.5 g,首次给药剂量 1 500 mg/m²,溶于 100 mL 生理盐水或 5％葡萄糖,15 分钟内静脉输注。第 2～5 天,肌内注射,每天 600 mg。环磷酰胺治疗后,应立即静脉 15 分钟输注以减轻化疗对泌尿系统的影响。对于顺铂治疗,还原型谷胱甘肽剂量不超过 35 mg/m²(还原型谷胱甘肽/顺铂),以免影响化疗。

维生素 E 软胶囊:每粒 100 mg,口服,1 次 1 粒,1 天 2～3 次。

乙酰半胱氨酸颗粒:每包 0.1 g,每包含乙酰半胱氨酸 0.2 g,口服。1 次 2 包,1 天 3 次。临用前加少量温水溶解,混匀服用,或直接口服。乙酰半胱氨酸泡腾片:口服,1 天 1～2 片,1 次 1 片(600 mg),以温开水(≤40 ℃)溶解后服用。开水冲服会影响疗效,应以温开水冲服(≤40 ℃),服用时应临时溶解,一次性服完。

2.腺苷类药物

如腺苷蛋氨酸、三磷酸腺苷等。腺苷蛋氨酸是人体组织和体液中普遍存在的一种生理活性分子。它作为生理性巯基化合物(如半胱氨酸、牛磺酸、谷胱甘肽和辅酶 A 等)的前体(转硫基作用),参与体内重要的生化反应,通过巯基与自由基结合,加快自由基的代谢排泄。

注射用丁二磺酸腺苷蛋氨酸:规格为每瓶 0.5 g,采用粉针剂,初始治疗:每天 500～1 000 mg,1 次静脉滴注或分 2 次肌内注射或静脉注射,共 2～4 周。维持治疗:采用肠溶片,每天口服 1 000～2 000 mg,共口服 4 周。

三磷酸腺苷为辅酶类药,是核苷酸衍生物,在机体内参与磷脂及核酸的合成和代谢。可促使机体各种细胞的修复和再生,增强细胞代谢活性,提高细胞生物膜结构的稳定性和重建能力。

三磷酸腺苷二钠注射液:规格 20 mg/2 mL,肌内注射或静脉注射,1 次10～20 mg,1 天10～40 mg。三磷酸腺苷二钠片:规格为每片 20 mg,1 次 20～40 mg,1 天 3 次。

3.肾上腺皮质激素类药

肾上腺皮质激素类药物具有抗炎、抗毒作用和免疫抑制作用。抗肿瘤药物引起呼吸系统的不良反应常应用皮质激素进行治疗,但有的抗肿瘤药物导致的呼吸系统不良反应应用皮质激素治疗效果较差(如卡莫司汀)。博来霉素、丝裂霉素所致的肺损害,皮质激素治疗有效;而白消安所致的呼吸系统的不良反应用皮质激素治疗,有时具有一定疗效,但预后较差;卡莫司汀所致的呼吸系统不良反应用皮质激素治疗无效,也不能预防其不良反应的发生。由于皮质激素治疗效果存在差异性,且作用广泛、不良反应多,因此,应谨慎使用肾上腺皮质激素类药物。下面介绍泼尼松治疗呼吸系统不良反应的方法。

泼尼松龙:每片 5 mg,60 mg/d。根据反应,早期应用 1 个月左右,以后逐渐减少直至停药。

泼尼松龙:60 mg/d(对于重症患者在应用肾上腺皮质激素以后)。根据应用肾上腺皮质激素后反应情况,以后每个月以 10 mg 左右缓慢减量,可用 0.5～1 年停止用药或应用最小剂量维持。

泼尼松:每片 5 mg,每天口服 30～60 mg(1 mg/kg),连用 2～3 周,并逐渐减量,也可视病情变化酌情增减量。

4.肿瘤坏死因子-α拮抗剂

在应用抗肿瘤药物治疗的过程中,各种细胞因子的释放激活了机体免疫机制,是引起不良反应的原因。因此,若能拮抗细胞因子的作用,可能会产生保护作用。肿瘤坏死因子-α是肺血管内皮细胞受损时释放的主要细胞因子,该因子在一定程度上可以加剧抗肿瘤药物对肺部血管的损伤。因此,肿瘤坏死因子-α拮抗剂可能保护其诱导的细胞凋亡。

5.细胞保护剂

代表药物为氨磷汀,其结构为氨基丙氨基乙基硫代磷酸。本品在体内碱性磷酸酯酶的作用下,脱磷酸成为有活性的代谢物(游离硫醇)而被正常组织和肿瘤细胞吸收,选择性地保护正常组织不受放疗和抗肿瘤药物的伤害,而不保护肿瘤细胞,增大正常组织细胞和肿瘤细胞对抗肿瘤治疗敏感性的差别起作用。游离巯基一方面清除抗肿瘤药物产生的氧自由基、过氧化物;另一方面可与铂类、烷化剂的活性部分结合或中和而保护正常组织。其原因可能是:①正常细胞中,膜结合的碱性磷酸酶活性较高,故产生游离硫醇较多;②肿瘤组织通常由于生长旺盛而导致血供不足,细胞处于缺氧状态,pH较正常组织低,血供不足及较低的pH使碱性磷酸酶不但在肿瘤细胞中含量少,而且其活性大大降低。上述两种原因均有利于正常细胞生成,并摄取有效代谢物,从而受到保护。氨磷汀针剂每支1 g,化疗前20~30分钟静脉注射740~910 mg/m^2。

第五节　抗肿瘤药物的循环系统不良反应及防治

随着大量抗肿瘤药物的使用,药物的不良反应,尤其是心血管方面的不良反应,如心脏毒性(心力衰竭、心律失常、心肌损害等)、高血压和血栓栓塞等,越来越引起人们的关注,被认为是肿瘤治疗结束后40年内潜在的致病性并发症。本节主要阐述抗肿瘤药物引起心血管不良反应的发生情况、发病机制、诊断和防治措施。

一、心脏毒性

药物性心脏毒性指接受某些药物治疗的患者,由于药物对心肌和(或)心电传导系统毒性作用引起的心脏病变,包括心律失常、心脏收缩或舒张功能异常,甚至心肌肥厚或心脏扩大等。心脏毒性是抗肿瘤药物一个常见的不良反应,可导致心力衰竭、心律失常、心肌损害等,多是几种心脏毒性混合出现。临床症状主要表现为心慌、胸闷、心绞痛、心肌炎、心包炎、心肌梗死等;部分患者可因心脏功能损害表现出低血压、高血压及脑血管系统症状。

按照出现的时间进行分类,可以分成急性、慢性和迟发性心脏毒性。急性心脏毒性在给药后的几小时或几天内发生,常表现为心内传导紊乱和心律失常,极少数患者表现为心包炎和急性左心衰竭;慢性心脏毒性在化疗1年内发生,表现为左心室功能障碍,最终可导致心力衰竭;迟发性心脏毒性在化疗后数年发生,可表现为心力衰竭、心肌病及心律失常等。

(一)心脏毒性的发生机制

抗肿瘤药物引起心脏毒性的发病机制因药物的不同而各有差异。

1.蒽环类药物

蒽环类药物导致心脏毒性的机制仍未完全明了,目前多数研究认为与自由基的产生有关。蒽环类药物引起心脏毒性的主要机制是铁介导的活性氧簇产生及促进心肌的氧化应激;蒽环类药物螯合铁离子后触发氧自由基,尤其是羟自由基的生成,导致心肌细胞膜脂质过氧化和心肌线粒体DNA的损伤等。其他机制包括药物毒性代谢产物的形成,抑制核苷酸及蛋白合成,血管活性胺的释放,降低特异性基因的表达,线粒体膜绑定的损害,肌酸激酶活性的聚集,诱导凋亡,干扰细胞内钙离子稳态及呼吸链蛋白的改变,诱导一氧化氮合酶,提高线粒体细胞色素C释放等。还有研究表明,蒽环类药物可以导致心肌细胞损伤,诱导心脏线粒体病及慢性心肌病的线粒体DNA和呼吸链的损伤。蒽环类药物具有亲心肌特性,更易在心肌细胞停留,而心脏组织缺少过氧化氢酶,抗氧化活性较弱。蒽环类药物对于心磷脂的亲和力较高,可进入线粒体,结合心磷脂从而抑制呼吸链,造成心脏损伤。

2.单克隆抗体

代表药物为曲妥珠单抗,曲妥珠单抗结合心肌细胞,通过调节蛋白线粒体的完整性,导致ATP耗竭和收缩功能障碍,引起细胞功能障碍和细胞凋亡。

3.烷化剂

环磷酰胺心脏毒性的确切机制尚未完全阐明。有研究表明,环磷酰胺及其毒性代谢物的外渗可直接损伤血管内皮,造成心肌细胞受损和间质出血、水肿,引起纤维蛋白的沉积和局灶性出血,大量液体渗入心包腔造成心包积液,导致难治性充血性心力衰竭;冠脉痉挛可引起心肌缺血;微栓子亦可导致缺血性心肌损害。

4.抗微管类药物

紫杉醇类抗肿瘤药物可在心肌组织中产生许多氧自由基、过氧化脂质,由于心肌组织对其耐受性差,极易造成损害。此外还包括免疫介导后引起组胺释放引发的心脏损害。在致心律失常方面,可能和药物对浦肯野纤维系统及心外自主神经系统的影响有关。此外,紫杉醇类诱发的变态反应导致组胺释放,与心脏组胺受体结合,增加心肌氧耗,引起冠脉收缩等一系列反应。

5.抗代谢类药物

氟尿嘧啶和卡培他滨引起的心肌缺血现象最为常见,但发病机制是未知的。冠状动脉血栓形成,动脉炎、血管痉挛已被提出作为最有可能的基本机制。氟尿嘧啶和其代谢产物累积可导致二氢嘧啶脱氢酶缺陷,增加氟尿嘧啶相关心脏毒性可能。

(二)易引起心脏毒性的抗肿瘤药物

1.蒽环类药物

蒽环类药物包括多柔比星、吡柔比星、米托蒽醌、表柔比星、柔红霉素、阿柔比星、伊达比星和戊柔比星等,蒽环类药物是使用最广泛的具有心脏毒性的抗肿瘤药物。多数患者在蒽环类药物给药后可较快地发生心肌损伤,且随着时间的延长愈加明显。在给予蒽环类药物的数年后,超过50%的患者可发生左心室组织和功能亚临床心脏超声变化,例如后负荷的增加或收缩能力的下降。蒽环类药物的慢性和迟发性心脏毒性与其累积剂量呈正相关。例如多柔比星累积剂量为400 mg/m^{2}时,心力衰竭的发生率为3%～5%;550 mg/m^{2}时发生率为7%～26%;700 mg/m^{2}时发生率为18%～48%。因此,多柔比星450～550 mg/m^{2}的累积剂量认定为临床实践的最高限值。近年来研究表明,低剂量蒽环类药物也可能引起心脏毒性,一些接受低剂量多柔比星治疗的患者,在长期随访时发现有心功能异常。在使用蒽环类药物尚未达到最大累积剂量时,已可观察到相当比例的心脏损害。以多柔比星为例,当累积剂量为50 mg/m^{2}时,观察到左心室收缩和舒张功能的障碍。因此,蒽环类药物没有绝对的安全剂量,可能是因为存在着个体差异,即患者体内代谢蒽环类药物相关基因的差异性导致其对蒽环类药物的易感性不同。越来越多的研究证实,蒽环类药物对心脏的器质性损害从第1次应用时就有可能出现,呈进行性加重,且不可逆。

2.烷化剂

环磷酰胺引起的心脏毒性临床表现为心律失常、房室传导阻滞、急性暴发性心力衰竭和出血性心包炎等。其引起左心功能障碍发生率为7%～28%,此类药物不良反应与剂量有关,超高剂量时($>$120 mg/kg)可引起心肌受损,1周内使用120～170 mg/kg的患者中,暴发性心力衰竭急性发作的发病率高达28%。环磷酰胺与蒽环类药物联合或序贯使用时,对心脏毒性有相加作用。

3.单克隆抗体类

曲妥珠单抗可引起的心力衰竭症状,大多数患者表现为无症状的左心室射血分数降低,少数的则是Ⅲ～Ⅳ级充血性心力衰竭,但其引起的心力衰竭反应多为非剂量依赖型,是可逆的。大多数患者停用曲妥珠单抗后心功能都得以恢复,据报道恢复的平均时间在停药后1.5个月,对于心力衰竭复发风险较低且经过持续治疗的患者,可以重新应用曲妥珠单抗。曲妥珠单抗所致心力衰竭反应的危险因素为高龄及同时联用蒽环类药物,单用此药时心力衰竭发生率为2%～8%,和紫杉醇合用时发生率为2%～13%,和蒽环类药物合用时发生率高达27%,不推荐将曲妥珠单抗和蒽环类药物合用。

贝伐珠单抗有损害心脏的不良反应,可引起充血性心力衰竭,患者接受贝伐珠单抗联合化疗组充血性心力衰竭的发生率高于单纯接受化疗组。

4.抗微管药物

紫杉醇类药物常见的心脏毒性不良反应主要是心律失常,此类药物可引起无症状的窦性心动过缓、室性心律失常、房室传导阻滞,其中无症状心动过缓是可逆的。多数发生心律失常患者无明显临床症状,仅心电图发现异常。该药物诱导的心脏不良反应与剂量不相关。需注意的是,紫杉醇类与蒽环类药物合用可协同增强蒽环类药物的心血管不良反应,是因为紫杉醇干扰了蒽环类药物的代谢和排泄,代谢产物沉积,导致心力衰竭。

5.抗代谢药

氟尿嘧啶、卡培他滨可引起心肌缺血。发生率:氟尿嘧啶为7%～10%;卡培他滨为3%～9%。氟尿嘧啶持续滴注易增加心脏不良反应的发生率,通常发生在治疗的2～5天,与持续滴注相关(持续滴注48小时以上),与累积剂量无关,最常见的症状是心绞痛样胸痛。在极少数情况下,有心肌梗死、心律失常、心力衰竭、心源性休克和猝死的患者报道。

(三)心脏毒性的诊断

抗肿瘤药物心脏毒性的定义,指具有下面的1项或多项表现,但不包含化疗/靶向药物使用早期发生的亚临床的心血管损伤:①左心室射血分数降低的心肌病,表现为整体功能降低或室间隔运动明显降低;②充血性心力衰竭相关的症状;③充血性心力衰竭相关的体征,如第三心音奔马律、心动过速,或两者都有;④左心室射血分数较基线降低至少 5% 至绝对值<55%,伴随充血性心力衰竭的症状或体征;或左心室射血分数降低至少 10% 至绝对值<55%,未伴有症状或体征。常见的可引起心脏毒性的抗肿瘤药物有细胞毒性化疗药物(蒽环类、紫杉类及氟尿嘧啶类等)、分子靶向药物(如曲妥珠单抗和贝伐珠单抗)等。联合化疗或化疗加靶向治疗可以增强抗肿瘤疗效,但是往往也会加重心脏毒性。

药物性心脏毒性的主要临床表现可为胸闷、心悸、呼吸困难、心电图异常、左心室射血分数下降及心肌酶谱的变化,甚至导致致命性的心力衰竭,可以结合病史和临床表现,通过临床症状结合心电图、超声心动图及同位素扫描等检查进行诊断。目前,临床上主要是根据美国纽约心脏病协会关于心脏状态的分类评估或不良事件评定标准进行心脏毒性分级的评定。

(四)心脏毒性的防治措施

1.心脏毒性的监测

积极、有效地监测患者的心脏功能变化,有助于指导临床用药、优化治疗方案(化疗/靶向药物、剂量强度和密度等),在不影响抗肿瘤疗效的同时,有可能使心脏毒性的发生率和程度降到最低。目前,监测的方法很多,包括心电图、超声心动图、心内膜心肌活检、生化标志物等。

近年来,一些生物标志物如心肌肌钙蛋白和脑钠肽等用作心血管不良反应的生化检测指标,受到广泛关注。在心肌发生变性坏死、细胞膜破损时,肌钙蛋白 I、肌钙蛋白 T 弥散进入细胞间质,出现在外周血中。应用蒽环类药物化疗的患者肌钙蛋白 T/肌钙蛋白 I 的水平显著增高,且与心脏舒张功能不全相关。在出现明显的左心室射血分数变化前,肌钙蛋白 T/肌钙蛋白 I 即可检测到多柔比星等蒽环类药物导致的早期心脏毒性。脑钠肽浓度与心力衰竭程度相关,是判定心力衰竭及其严重程度的客观指标,可依此评价心脏功能。欧洲肿瘤内科学会关于化疗药物心脏毒性的临床实践指南建议:抗肿瘤化疗中,应定期监测肌钙蛋白 I(化疗结束时,结束后 12 小时、24 小时、36 小时、72 小时,结束后 1 个月)和脑钠肽(化疗结束时、结束后 72 小时),以降低心血管不良反应的发生危险。

2.预防或减少使用蒽环类药物

蒽环类药物是临床上最常见引起心脏毒性的抗肿瘤药物,需要制订化疗患者心脏毒性的监测规范或防治措施。

(1)治疗前应充分评估心脏毒性发生风险,对于具有高危因素的肿瘤患者,例如有高血压史者、原有心血管疾病者、先前接受过蒽环类药物化疗或放疗者、年轻患者、年龄＞65岁者、女性及21-三体综合征患者等对于蒽环类药物心脏毒性的预防更加重要。

（2）蒽环类药物的慢性和迟发性心脏毒性与其累积剂量呈正相关。酌情适当调整用药剂量或方案，限制蒽环类药物最大累积剂量。

（3）预防蒽环类药物所致心脏毒性的药物——右雷佐生：右雷佐生是唯一可以有效地预防蒽环类药物所致心脏毒性的药物，在美国和欧盟等国家已经列入临床实践指南。右雷佐生容易穿透细胞膜并在细胞内发生酶催化和非酶催化水解反应，终产物与一些中间体均有铁螯合作用，不仅可以与游离态铁离子螯合，而且可以从 Fe^{3+}-蒽环类螯合物中夺取 Fe^{3+}，从而抑制 Fe^{3+}-蒽环类螯合物诱导的自由基的产生，进而抑制蒽环类药物的心脏毒性。另外，新近的研究还显示右雷佐生在无铁无酶的情况下，本身就具有清除自由基（超氧阴离子自由基、羟基自由基等）和抗氧化的作用，能够有效预防蒽环类药物导致的心脏毒性。

右雷佐生应用：应在第1次使用蒽环类药物前就联合使用右雷佐生。右雷佐生与蒽环类药物的剂量比为（10～20）∶1。右雷佐生用专用乳酸钠配制后，再用0.9％氯化钠或5％葡萄糖注射液稀释至 200 mL，快速静脉滴注，30分钟内滴完，滴完后重复给药。有亚硝基脲用药史者，本药最大耐受量为 750 mg/m^2；无亚硝基脲用药史者，本药最大耐受量为 1 250 mg/m^2。用药注意事项：为确保全面实现右雷佐生的心脏保护作用，在第1次使用蒽环类药物治疗前，即开始右雷佐生治疗，并且每次使用蒽环类药物时都重复使用右雷佐生治疗；需避光保存，冻干药物不得在 25 ℃以上贮存，复溶药物应立即使用，如果不能立即使用，在 2～8 ℃下贮存不得超过 6 小时；为避免在注射部位出现血栓性静脉炎，右雷佐生不得在乳酸钠溶液稀释之前输注。

（4）使用脂质体蒽环类药物有可能减少蒽环类药物心脏毒性的发生率。目前临床应用的脂质体蒽环类药物有脂质体多柔比星和脂质体柔红霉素等。聚乙二醇脂质体多柔比星因不会被巨噬细胞和单核细胞所吞噬，具有更长的半衰期，该药在心肌的药物分布浓度减低，降低了毒素在心肌细胞内累积的趋势，因此相对于传统的多柔比星，其心脏不良反应降低，提高了安全性。

3.改善心功能的药物

中华医学会心血管病学分会制定的《中国心力衰竭诊断和治疗指南（2014）》为心力衰竭的诊治提供依据和原则，可帮助临床医师作出医疗决策。常规应用的3类改善心功能药物：ACEI、血管紧张素Ⅱ受体阻滞剂和β受体阻滞剂。

（1）ACEI：是被证实能降低心力衰竭患者死亡率的第一类药物，也是循证医学证据积累最多的药物,是公认的治疗心力衰竭的基石和首选药物。ACEI通过降低血管紧张素Ⅱ和醛固酮等作用,使心脏前、后负荷减轻,使外周血管和冠状血管阻力降低,增加冠脉血供,使心肌纤维化减少,心肌细胞凋亡减慢。用于治疗顽固性心力衰竭和无症状性心力衰竭,对使用洋地黄、利尿药和血管扩张药无效的心力衰竭患者也有很好的疗效。应用方法:从小剂量开始,逐渐递增,直至达到目标剂量,一般每隔1~2周剂量倍增1次。滴定剂量及过程需个体化,调整到合适剂量应终身维持使用,避免突然撤药。应监测血压、血钾和肾功能,如果肌酐增高>30%,应减量,如仍继续升高,应停用。常用药物:卡托普利,每片12.5 mg,起始剂量6.25 mg,每天3次,目标剂量50 mg,每天3次;依那普利,每片5 mg,起始剂量2.5 mg,每天2次,目标剂量10 mg,每天2次;福辛普利,每片10 mg,起始剂量5 mg,每天1次,目标剂量20~30 mg,每天1次。

(2)血管紧张素Ⅱ受体阻滞剂:可阻断血管紧张素Ⅱ与血管紧张素Ⅱ的1型受体结合,从而阻断或改善因过度兴奋导致的不良作用,如血管收缩、水钠潴留、组织增生、胶原沉积、促进细胞坏死和凋亡等,这些都在心力衰竭发生、发展中起作用。应用方法:小剂量起用,逐步将剂量增至目标推荐剂量或可耐受的最大剂量。常用药物:坎地沙坦,每片4 mg,起始剂量4 mg,每天1次,目标剂量32 mg,每天1次;缬沙坦,每片40 mg,起始剂量20~40 mg,每天1次,目标剂量80~160 mg,每天2次;氯沙坦,每片50 mg,起始剂量25 mg,每天1次,目标剂量100~150 mg,每天1次;厄贝沙坦,每片150 mg,起始剂量75 mg,每天1次,目标剂量300 mg,每天1次。

(3)β受体阻滞剂:由于长期持续性交感神经系统的过度激活和刺激,慢性心力衰竭患者的心肌β₁受体下调、功能受损,β受体阻滞剂治疗可恢复β₁受体的正常功能,使之上调。因为蒽环类药物引起的心力衰竭或心肌病伴有快速性心律失常,在治疗蒽环类药物引起的心力衰竭中,临床上通常使用对症治疗。应用方法:起始剂量宜小,一般为目标剂量的1/8,每隔2~4周剂量递增1次,滴定的剂量及过程需个体化。常用药物:琥珀酸美托洛尔,每片47.5 mg,起始剂量每次11.875~23.750 mg,每天1次,目标剂量142.5~190.0 mg,每天1次;比索洛尔,每片5 mg,起始剂量每次12.5 mg,每天1次,目标剂量10 mg,每天1次;卡维地洛,每片6.25 mg,起始剂量每次3.125~6.250 mg,每天2次,目标剂量25~50 mg,每天2次;酒石酸美托洛尔,每片25 mg,每次6.25 mg,每天2~3次,目标剂量50 mg,每天2~3次。

4.心律失常的处理

心律失常的发生和发展受许多因素影响。心律失常的处理不能仅着眼于心律失常本身,还需考虑基础疾病及诱发因素的纠正。急性期抗心律失常药物应用原则:根据基础疾病、心功能状态、心律失常性质选择抗心律失常药物。应用一种静脉抗心律失常药物后疗效不满意,应先审查用药是否规范、剂量是否足够。一般不建议短期内换用或合用另外一种静脉抗心律失常药物,宜考虑采用非药物的方法,如电复律或食管调搏等。序贯或联合应用静脉抗心律失常药物易致药物不良反应及促心律失常作用,仅在室性心动过速或心室颤动严重状态或其他顽固性心律失常处理时才考虑。如肿瘤患者使用抗肿瘤药物后出现心律失常不良反应,除了密切的心电图随访外,还应调整用药甚至停药,同时谨慎使用可能引起该类并发症的抗肿瘤药物,以及及时纠正低钾血症和低镁血症对于此类患者来说显得至关重要。

二、高血压

癌症患者常常合并高血压,而高血压也是抗肿瘤药物主要的心血管不良反应之一。

(一)高血压的发生机制

药源性高血压是由于药物自身的药理或毒性作用,以及联合用药或用药方法不当引起的。抗血管生成类药物如贝伐单抗,是血管内皮生长因子单克隆抗体,主要影响血管内皮细胞生成和增殖,抑制各种生长因子,降低动脉和其他血管阻力血管内皮一氧化氮的表达,减弱血管舒张的能力,而高血压的风险增加,半数患者舒张压升高超过 14.7 kPa(110 mmHg)。

(二)易引起高血压的抗肿瘤药物

抗血管生成类药物具有发生高血压的风险,其引起高血压的发生率分别为贝伐珠单抗 4%～35%(其中 3 级高血压的发病率为 11%～18%),舒尼替尼 6.8%～21.5%,索拉非尼 16%～42%。高血压可以发生在治疗开始后的任何时间,最常发生在治疗的前 4 周。患者此前已患有高血压相关症状(高血压脑病和中枢神经系统出血)是一个重要的危险因素。高血压发生率与用药剂量相关,联合用药增加其发生的风险,贝伐单抗联合索拉非尼治疗时高血压发生率上升至 67%,而贝伐单抗联合舒尼替尼高血压发生率高达 92%。此外,索拉非尼被认为可引起可逆性后部白质脑病综合征,临床主要症状为头痛、癫痫发作、视力受损和急性高血压。

(三)高血压的防治措施

在高血压患者中,积极控制血压,降低发病率和死亡率成为此类患者的主要目标。依照美国高血压指南,抗肿瘤药物引起的高血压一般需要联合降压治疗,同时需要密切监测血压。在降压药物选择上,ACEI 是首选用药。ACEI 使血管紧张素 Ⅰ 不能转化为血管紧张素 Ⅱ,从而降低外周血管阻力,并通过抑制醛固酮分泌,减少水钠潴留。常用药物:卡托普利,每片 12.5 mg,口服,1 次 12.5 mg,每天 2～3 次,按需要1～2 周内增至 50 mg,每天 2～3 次,疗效仍不满意时可加用其他降压药。依那普利,每片 5 mg,根据高血压的严重程度,起始剂量为 10～20 mg,每天 1 次,常用维持剂量为每天 20 mg。

三、血栓栓塞

癌症患者常处于高凝状态,所以动、静脉血栓事件可能是他们主要的并发症,尤其是对于那些转移性肿瘤患者和已确定有风险因素的患者,这些因素包括使用中心静脉导管、心力衰竭、心房颤动、脱水和联合化疗等。

(一)血栓栓塞的发生机制

沙利度胺和铂类药物可引起深静脉血栓栓塞,但沙利度胺引起的血栓机制尚未明确。铂类可能的假设机制是铂类引起血管损伤后,一方面大量蛋白水解酶释放,抑制 C 反应蛋白活性,降低其抗凝作用;另一方面,血管性血友病因子水平升高,使血小板容易聚集。联合其他血管内细胞因子水平变化等因素,使此类药物血栓发病风险增加。

(二)易引起血栓栓塞的抗肿瘤药物

在所有的抗肿瘤药物中,沙利度胺所引起的血栓栓塞事件是最多的,发生率为 27%。单用沙利度胺引起的栓塞并发症并不高(发生率＜5%),但与地塞米松或其他化疗药物合用时,此类并发症的发生概率明显升高,尤其是和地塞米松合用时,一般在用药 3 个月后发生。而其衍生物来那多胺较沙利度胺明显降低了其他方面的不良反应,但在血栓栓塞方面,仍有一定的发生比率,这主要和患者的疾病状态有关,如使用高剂量或低剂量地塞米松、促红细胞生成素或其他化疗药等。

铂类可引起动、静脉血栓,顺铂静脉血栓发生率为 18%,贝伐单抗引起动、静脉血栓形成发生率为 11.9%。贝伐单抗引起的血栓栓塞事件平均发生时间在用药后 3 个月,且在年龄＞65 岁和血管栓塞倾向的患者中更容易发生。

(三)血栓栓塞的防治措施

血栓病变的治疗主要集中在缓解症状、溶栓和防止再次栓塞的发生。低分子肝素在预防和治疗静脉血栓栓塞中占有重要的地位。尽管不同低分子肝素的药理特性有显著区别,而且每种低分子肝素都应当被当作一种独立的药物,但研究结果表明不同的低分子肝素的疗效没有明显差别,不同制剂需要参照产品说明书中的推荐使用。中危剂量:低分子肝素≤3 400 U,每天 1 次;高危剂量:低分子肝素>3 400 U/d。推荐低分子肝素治疗 3～6 个月,继续华法林抗凝治疗。如在沙利度胺治疗同时,低分子肝素也会被应用,一般国际标准化比值到 2～3 时,如果评估认为血栓风险较低,则考虑用华法林继续抗凝治疗,小剂量华法林预防沙利度胺相关的深静脉血栓是安全有效的。

第六节　抗肿瘤药物的消化系统不良反应及防治

抗肿瘤药物引起的消化系统不良反应是肿瘤化疗时常见的不良反应,主要表现为恶心、呕吐、黏膜炎、腹痛、腹泻、肝功能受损等,其中恶心、呕吐最为常见。这些不良反应不仅直接影响患者的生活质量和精神状况,而且常常妨碍化疗的顺利实施,导致药物剂量的减少或者停用药物,严重时还会危及生命。因此,有效地预防和减轻这些不良反应有重要的临床意义。

一、恶心、呕吐

恶心、呕吐是肿瘤患者接受化疗时最为常见的不良反应,接受联合化疗时,有超过 75% 的患者会发生。尽管这一不良反应有自限性,也极少危及生命,但持续的恶心、呕吐可引起患者恐惧不安、食欲减低、体重下降、电解质紊乱和消化道出血等,严重影响患者接受化疗的依从性,也影响患者的营养状况和生活质量。目前广泛应用的联合化疗方案和增加化疗药物剂量的强度,加重了抗肿瘤药物引起的恶心、呕吐的严重程度,因此,认真处置这一不良反应有着重要的临床意义。

(一)恶心、呕吐的发生机制

目前认为,抗肿瘤药物引起呕吐的机制主要有 2 个,一是通过外周刺激传导到位于延髓的呕吐中枢;另一个是刺激位于脑室的催吐化学感受区。

呕吐中枢是延髓外侧网状结构,电刺激这一部位可引起呕吐反射,破坏这一部位可以消除各种刺激引起的呕吐。有研究建议,呕吐中枢并不是解剖学上边界清楚的结构,它更可能是位于那个部位的网络复合系统,控制着复杂类型的肌动活动,包括呕吐反射。化疗药物在损伤消化道黏膜后,导致肠嗜铬细胞释放5-羟色胺等物质,刺激肠道 3 型 5-羟色胺受体,兴奋延髓的呕吐中枢。抗肿瘤药物之所以容易损伤消化道上皮细胞,是因为消化道上皮细胞增殖较快,且增殖周期较短(24～48 小时),而多数细胞毒性药物对于增殖快的细胞都具有非特异性的毒性作用。在用药后,可见消化道黏膜受损、上皮细胞分裂停止、上皮细胞脱落和肠壁变薄等情况。

催吐化学感受区位于脑干第四脑室腹部的后区,这一区域在血-脑屏障之外,直接暴露在血中或者脑脊液中接受各种有害物质的刺激。各种化疗药物、麻醉镇痛药、强心苷和酸中毒等都可以刺激催吐化学感受区,兴奋的化学感受区将信号传导到呕吐中枢引起恶心、呕吐。

有研究表明,前庭迷路系统和高级中枢,如边缘系统和视觉皮质等也有可能参与到化疗药物引起的恶心、呕吐中。但总的来说,抗肿瘤药物引起的恶心、呕吐的机制还未完全明确,甚至可能每种药物的机制不同,要想很好的控制抗肿瘤药物引起的恶心、呕吐,进一步的研究是有必要的。

影响到抗肿瘤药物致吐的主要因素,除了使用的药物,也与用药人的性别、用药史、饮酒史和年龄等有关。女性患者较男性患者更易发生恶心、呕吐,这可能与精神心理因素有关,女性患者较易产生紧张、恐惧等不良情绪,降低机体对恶心、呕吐的耐受力,尤其是妊娠期有过剧烈呕吐的患者。对于过去接受过化疗的患者,恶心、呕吐的发生率也会增加。有饮酒史的患者,在接受抗肿瘤药物治疗时更易发生恶心、呕吐的不良反应。年龄对恶心、呕吐的影响存在争议,有研究报道,老年患者接受化疗时呕吐率高,但也有相反的报道。

恶心的发生机制可能与呕吐不完全一样,有不同的神经通路,但确切的机制仍不清楚。临床上对于化疗所致恶心和呕吐常同时进行防治。

抗肿瘤药物引起的呕吐依据发生的时间可分为急性、迟发性、预期性、暴发性和难治性 5 种类型。急性呕吐是指化疗后 24 小时内出现的呕吐;迟发性呕吐发生于给药 24 小时后,多在 24～72 小时内出现,也可晚至化疗后 4～5 天才出现;预期性呕吐是指既往化疗时有过呕吐的患者,在受到与化疗相关事物的刺激时产生的条件反射性呕吐,可发生于化疗前或化疗中;暴发性呕吐是指即使进行了预防处理但仍出现的呕吐,并需要进行"解救性治疗";难治性呕吐是指以往的化疗周期中使用预防性和(或)解救性止吐治疗失败,而在接下来的化疗周期中仍然出现呕吐。

(二)易引起恶心、呕吐的抗肿瘤药物

抗肿瘤药物的催吐性分级:抗肿瘤药物所致呕吐主要取决于所使用药物的催吐能力。一般可将抗肿瘤药物分为高度、中度、低度和轻微 4 个催吐风险等级,是指如不予以预防处理,呕吐发生率分别为＞90％、30％～90％、10％～30％、＜10％。

二、黏膜炎

口腔和胃肠道黏膜炎是肿瘤患者接受抗肿瘤药物治疗后一种常见不良反应。研究发现,这种黏膜损伤多出现于口腔和胃肠道,其中小肠重于结肠,有学者甚至认为,结肠为化疗药物的非敏感区。正规化疗后,黏膜炎的发生率约为40％,但大剂量化疗或持续化疗,黏膜炎的发生率可高达 76％;若联合放疗,有90％以上的患者出现口腔黏膜炎。口腔和胃肠黏膜炎的发生可引起疼痛,影响进食,导致营养缺乏,严重者可引起继发性败血症,这不仅影响患者的生存质量甚至危及生命,还影响治疗方案的有效实施,使治疗计划中断、治疗延迟、药物剂量减少,进而不能达到预期疗效,也可能增加住院费用和感染概率,影响化疗的进行。该不良反应的发生率和严重程度因个体差异和接受的化疗方案不同而不同。影响化疗后黏膜炎发生与否的危险因素包括年龄、营养状况、肿瘤类型、口腔护理及治疗前中性粒细胞数量等。

(一)黏膜炎的发生机制

抗肿瘤药物引起黏膜炎的发生机制有 2 个方面:一是化疗药物对黏膜上皮组织的直接损伤;二是骨髓抑制继发革兰氏阴性菌和真菌侵入引起的间接损伤。多数的抗肿瘤药物为细胞毒性药物,对所有增长旺盛的细胞,包括肿瘤细胞和正常细胞都有具有毒性,而口腔和胃肠黏膜就是增长旺盛的细胞,抗肿瘤药物通过阻断核糖核酸的形成和利用,破坏黏膜上皮细胞的生长,抑制唾液腺分泌,导致黏膜干燥、萎缩变薄、脆性增加,抵御细菌、病毒、真菌的能力下降,继而发生炎症溃疡。

抗肿瘤药物引起黏膜炎的病理过程可以分为 5 个阶段。

1.第一阶段:起始阶段

化疗药物直接作用于隐窝细胞,引起氧化应激和活性氧生成,从而损伤黏膜上皮细胞、内皮细胞和结缔组织细胞。

2.第二阶段:信号的产生和上调表达

通过转录因子尤其是核转录因子-κB 的激活发挥重要的作用。转录因子可上调基因,一方面产生多种促炎细胞因子,如肿瘤坏死因子-α、白介素-1β、白介

素-6 等,诱导细胞死亡、凋亡和组织损伤;另一方面可促进黏附因子表达,进一步激活环氧合酶-2 途径,导致炎症产生。

3.第三阶段:信号扩大

核转录因子-κB 激活后,各种促炎细胞因子生成增加,通过正反馈机制引起核转录因子-κB 进一步激活,细胞因子进一步增多,引起组织损伤。另外生物活性蛋白或促炎介质,如环氧合酶-2 等表达增加,可激活基质金属蛋白酶,导致组织进一步损伤。

4.第四阶段:溃疡

上皮组织破损,伴随细菌定植。细菌定植,其产物可促进细胞因子的产生,导致进一步组织损伤。由于黏膜损伤见于化疗继发的中性粒细胞减少患者,若不积极防治,可继发全身感染。

5.第五阶段:修复

黏膜炎的修复始于细胞外基质的信号,导致上皮细胞的增殖和分化。虽然黏膜可以修复,但黏膜结构的改变在治疗过程中将长期存在,且修复后的黏膜抵抗创伤和外伤的能力降低。

口腔黏膜炎往往于化疗后 2～4 天内出现症状,在以后的 1 周内加剧,然后逐渐进入愈合期。黏膜炎可引起剧烈的疼痛并严重影响进食,甚至唾液的下咽。

(二)易引起黏膜炎的抗肿瘤药物

主要是作用于细胞周期 S 期的抗肿瘤药物,如氟尿嘧啶、甲氨蝶呤、阿糖胞苷、放线菌素 D 等。

(三)口腔黏膜炎的防治措施

1.注意摄入的食物

对于有口腔黏膜炎和胃肠黏膜炎的患者,建议不要进食辛辣、粗糙、热烫和酸性食物和饮料,可进食松软、湿润的食物。

2.口腔清洁和护理

目前对口腔黏膜炎的预防缺乏有效的方法,但加强口腔清洁和护理会有帮助。口腔护理的目的在于减少对黏膜正常定植菌群的影响,减轻疼痛、出血,预防软组织感染,可以使用刺激性小的漱口液或抗菌剂漱口。

3.冷冻疗法

冷冻疗法易于操作,取材简单,价格便宜,当患者短期内输注化疗药时,冷冻疗法使口腔的局部血管收缩,口腔黏膜部位的血流也相应减慢,在细胞周围药物的分布量也相应减少,使口腔黏膜炎的发病率得以降低。有研究表明,化疗前

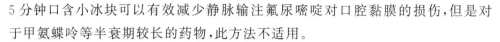

5 分钟口含小冰块可以有效减少静脉输注氟尿嘧啶对口腔黏膜的损伤,但是对于甲氨蝶呤等半衰期较长的药物,此方法不适用。

4.药物治疗

止痛药:口腔黏膜损伤常带来剧烈疼痛,影响患者的进食,导致患者营养不良、体质下降,影响化疗的进行,临床中常使用生理盐水 500 mL 加利多卡因 5 mL 含服或咽下,可起到一定的止痛效果。在一些较严重的患者中,除了使用基本的漱口液、喷雾药外,还要根据具体情况选择止痛药物,如塞来昔布胶囊、曲马多缓释片、萘普待因片和吗啡片等,应该注意疼痛治疗的个性化,遵循世界卫生组织的三阶梯止痛原则进行处理。

有一些研究表明,使用抗菌肽、磷酸锌、冰片、蜂蜜等在口腔黏膜炎的治疗中有一定作用,但目前的研究证据还不充分。

(四)胃肠道黏膜炎的防治措施

1.雷尼替丁和奥美拉唑

雷尼替丁和奥美拉唑可以用于预防环磷酰胺、甲氨蝶呤、氟尿嘧啶化疗后引起的上腹部疼痛。有研究表明,在接受环磷酰胺、甲氨蝶呤、氟尿嘧啶任一化疗药物治疗前,分别给予雷尼替丁(300 mg,1 次/天)、奥美拉唑(20 mg,1 次/天)和安慰剂治疗,结果显示急性溃疡、上腹部疼痛、胃灼热的发生率,奥美拉唑组和雷尼替丁组均明显低于安慰剂组。

雷尼替丁具有竞争性阻滞组胺与 H_2 受体结合的作用,可抑制胃酸分泌,为强效的 H_2 受体拮抗剂。

盐酸雷尼替丁胶囊:规格为每粒 150 mg。用法:口服,1 次 150 mg(1 粒),1 天 2 次,或 1 次 300 mg(2 粒),睡前 1 次。维持治疗:口服,1 次 150 mg(1 粒),每晚 1 次。

奥美拉唑为质子泵抑制剂。口服后可特异性地分布于胃黏膜壁细胞的分泌小管中,并在此高酸环境下转化为亚磺酰胺的活性形式。然后通过一硫键与胃细胞分泌膜中的 H^+、K^+-ATP 酶(又称质子泵)的残基呈不可逆性的结合,生成亚磺酰胺与质子泵的复合物,从而抑制该酶活性,阻断胃酸分泌的最后步骤。

奥美拉唑肠溶胶囊:规格为每粒 20 mg。成人,1 次 1 粒,1 天 1 次,必要时可加服 1 粒,用温开水送服。本品必须整粒吞服,不可咀嚼或压碎,更不可将本品压碎于食物中服用。

2.生长因子和细胞因子

有研究认为,一些细胞因子和生长因子,如重组人角质化细胞生长因子-1、成纤维细胞因子、表皮生长因子、集落刺激因子等在黏膜炎的发生和修复中有一定作用。有报道,大剂量化疗、放疗和造血干细胞移植患者,治疗前和治疗后3天给予重组人角质化细胞生长因子-1 60 $\mu g/(kg \cdot d)$静脉推注,可明显减少黏膜炎的发生率,缩短持续时间。有临床试验证实,集落刺激因子250 $\mu g/m^2$可明显减轻放疗所致黏膜炎的严重程度。但是,对于细胞因子和生长因子的临床应用还存在不同的争议。

三、腹泻

接受抗肿瘤药物治疗的患者常会经历急性或持续性腹泻,被称为化疗相关性腹泻,是肿瘤患者化疗中最为常见的并发症之一。腹泻不仅会降低患者的体质和生活质量,严重者可导致患者水和电解质失衡,血容量减少,增加感染的发生率,休克甚至危及生命。

(一)腹泻的发生机制

在接受化疗时发生腹泻,与多种因素相关,包括抗肿瘤药物对肠上皮组织的损伤、炎症反应、感染及使用抗生素等。虽然对于化疗相关性腹泻的机制到目前为止还不完全清楚,但有证据显示它是一个多因素影响的过程,化疗药物可以导致胃肠道黏膜层破坏和肠上皮脱落,杯状细胞和隐窝细胞不成比例增加和非典型增生,破坏微绒毛细胞的重吸收功能,导致肠腔液体增加,最终导致小肠内吸收和分泌的功能失去平衡。

抗肿瘤药物引起化疗相关性腹泻的发生机制会由于药物的不同而各有差异。氟尿嘧啶进入体内后被磷酸化为氟尿嘧啶脱氧核苷酸或者氟尿嘧啶核苷,对增殖的小肠细胞较敏感,可导致小肠黏膜损伤,并干扰肠细胞的分裂,引起肠壁细胞坏死及肠壁的广泛炎症,造成吸收和分泌细胞数量之间的平衡发生变化,导致腹泻。

伊立替康在体内主要由组织、血清和肝细胞内的羧酸酯酶催化快速水解为有活性的代谢物7-乙基-10-羟基喜树碱。7-乙基-10-羟基喜树碱在肠道内的浓度及其与肠道上皮接触的时间是导致延迟性腹泻的关键。7-乙基-10-羟基喜树碱能引起肠上皮细胞坏死、凋亡,导致小肠吸收水、电解质障碍及小肠液过度分泌。7-乙基-10-羟基喜树碱导致小肠隐窝细胞有丝分裂停滞和凋亡的启动,还可导致表皮吸收绒毛脱落,造成吸收和分泌细胞数量之间的平衡发生变化,继而导致肠壁炎症细胞渗透性增加,大量分泌水和电解质而导致腹泻的发生。

(二)易引起腹泻的抗肿瘤药物

引起化疗相关性腹泻最常见的几类抗肿瘤药物有氟尿嘧啶类(如氟尿嘧啶

及卡培他滨)、拓扑异构酶Ⅰ抑制剂(如伊立替康、拓扑替康)和其他化疗药物(如阿糖胞苷、顺铂和奥沙利铂等)。化疗相关性腹泻的发生率与治疗方案的选择紧密相关。例如,在使用伊立替康化疗方案时,近37%的患者会发生严重腹泻,使用氟尿嘧啶/亚叶酸钙方案时,接近15%的患者会发生严重腹泻。

(三)腹泻的防治措施

1.非药物性手段

治疗化疗相关性腹泻的非药物性手段包括:①避免摄入高脂、高纤维素、奶制品和其他加快肠道蠕动的食物;②应该注意饮食清淡,可少量多餐摄入高淀粉、高蛋白、易消化的食物;③为防脱水,腹泻患者应加强口服补液。

2.药物性手段

药物治疗化疗相关性腹泻的原则是控制症状、补充液体、减轻痛苦、加速黏膜修复并预防继发性感染。治疗化疗所致腹泻的非特异性药物主要包括洛哌丁胺、复方樟脑酊和蒙脱石散。

轻度腹泻的治疗,可给予洛哌丁胺、复方樟脑酊和蒙脱石散。洛哌丁胺与吗啡相似,作用于肠壁的阿片受体,阻止乙酰胆碱和前列腺素释放,抑制肠蠕动而止泻,但无吗啡样中枢抑制作用,亦不影响肠腔内溶质和水的转运,止泻作用快而持久,能有效、安全地控制急、慢性腹泻。

洛哌丁胺胶囊:每胶囊1 mg、2 mg。成人首次剂量为4 mg,以后每腹泻1次再服2 mg,直至腹泻停止或每天用量达16~20 mg,连续5天,若无效则停服,行全面检查,包括血常规、大便分析和微生物学的检查,以排除感染性和炎性腹泻,如伴有感染应同时抗感染治疗。儿童(5岁以上)首次服2 mg,以后每腹泻1次服2 mg,至腹泻停止,最大用量每天8~12 mg。空腹或饭前半小时服药可提高疗效。盐酸洛哌丁胺片:每片2 mg,用法同胶囊。

轻度腹泻也可用蒙脱石散,它具有层纹状结构及非均匀性电荷分布,对消化道内的病毒、病菌及其产生的毒素有固定、抑制作用;对消化道黏膜有覆盖能力,并通过与黏液糖蛋白相互结合,从质和量两方面修复、提高黏膜屏障对攻击因子的防御功能。

蒙脱石散:每袋3 g。成人每天3袋,每次1袋。急性腹泻治疗时,首次剂量加倍。服用时将药粉倒入50 mL温水中,摇匀后服用。

对有脱水、血性便和腹痛的重度腹泻及洛哌丁胺治疗无效的轻、中度腹泻,应选用奥曲肽,同时静脉补液,必要时加用抗生素。奥曲肽是一种人工合成的八肽环状化合物,与天然的生长抑素作用类似,但作用较强且持久,半衰期也较天然生长抑素长。它可抑制生长激素、促甲状腺激素、胃肠道和胰腺内分泌激素的病理性分泌过多;能抑制胃酸、胃泌素的分泌,改善胃黏膜血液供应;可抑制胃肠蠕动,减少肠道过度分泌,并可增加肠道对水和钠的吸收。

醋酸奥曲肽注射液:0.2 mg/mL。常规推荐低剂量 $100\sim150$ μg,每天 3 次,皮下注射。无效者加大剂量仍可能有效,建议按每次 50 μg 递增,每天 3 次,直到腹泻得到控制。

四、肝损伤

在全球所有的药物不良反应中,药物引起的肝功能异常发生率达 22.8%,药物性肝损伤的发病率为 1.4%～8.1%,而抗肿瘤药是引起药物性肝损伤的最常见药物之一。化疗药物毒副作用大、治疗周期长,且大部分药物经肝脏代谢,联合用药时药物对肝脏的毒性叠加,而且肿瘤患者自身免疫力低下,易导致药物性肝损害的发生。其临床表现可以从无任何症状,发展到急性肝衰竭甚至死亡。因此在抗肿瘤治疗中应关注和了解药物性肝损伤。

(一)肝损伤的发生机制

肝脏是许多抗肿瘤药代谢的重要器官,部分抗肿瘤药及其代谢产物可引起肝细胞损伤、变性,甚至坏死及胆汁淤积等改变。抗肿瘤药所致的肝损害可分为急性和慢性两种。急性肝损害较为常见,为抗肿瘤药或其代谢产物的直接作用所致,通常表现为一过性转氨酶升高或血清胆红素升高(黄疸)。在化疗中和化疗后 1 个月内均可发生,以化疗后 1 周内多见,发生时可有实验室检验指标异常,但近一半患者无明显临床症状,容易被忽视。慢性肝损害如肝纤维化、脂肪性病变、肉芽肿形成、嗜酸性粒细胞浸润等,多由长期用药引起。

肝损害的发生率和以下因素密切相关。①药物种类:所使用的化疗药物种类如多西他赛、分子靶向药物伊马替尼等容易引起肝损伤。②化疗方案及合并用药也有着密切关系,抗肿瘤药物间互相作用也影响化疗药物性肝损伤的发生,例如抗微管药多西他赛与 DNA 合成酶抑制剂(卡培他滨或吉西他滨)联合使用可以使药物性肝损伤的发病风险增加。③年龄:高龄通常是发生肝损伤的危险因素,这很可能与老人的肾功能减退有关。④患者基础疾病状态,例如患有免疫缺陷病、乙型肝炎或丙型肝炎等感染性疾病时,对药物肝毒性的易感性也增加。恶性肿瘤患者,有慢性病毒性肝炎病史、肿瘤侵犯肝脏(包括原发性肝癌和转移性肝癌)时,发生肝毒性的概率升高。我国属于乙型肝炎病毒感染的高流行区,对于病毒性肝炎患者,应用抗肿瘤药时更需注意。即使在治疗前肝功能完全正常的患者,也可因抗肿瘤药的给予而使乙型肝炎病毒激活增殖,并可致肝炎病情加重。

抗肿瘤药物引起肝损害的发生机制主要有以下2个方面。①免疫介导的肝损害:药物作为抗原或半抗原进入体内后,激活体内的细胞免疫和体液免疫系统,通过淋巴因子、巨噬细胞和抗体依赖细胞介导的细胞毒性及免疫复合物损害肝脏,导致胆汁淤积和肝细胞坏死。②代谢异常引起的肝损害:包括遗传多态性导致药物代谢酶的活性降低,使药物原形和中间代谢产物增加,通过直接毒性作用损伤肝细胞;或者选择性干扰胆汁分泌或干扰肝细胞摄取血中胆汁成分,引起急性病毒性肝炎或梗阻性黄疸相似表现的间接肝损害;另外,干扰肝细胞内的代谢过程,导致肝内胆汁淤积、脂肪变性和坏死,或直接破坏肝细胞的基本结构,导致细胞外漏。

抗肿瘤药物可能通过以下3种途径引起肝脏损害:①直接损伤肝细胞;②使肝脏基础病加重,特别是病毒性肝炎;③潜在的肝脏疾病可改变抗肿瘤药物的代谢和分泌,使药物在体内作用时间延长,增加化疗毒性。

(二)肝损伤的诊断

抗肿瘤药物肝损害的诊断比较困难,一般符合以下条件时,认为药物性肝损害的可能性较大:化疗前无基础病,化疗后出现临床症状或血生化异常,停药后肝损害改善,再次用药后肝损害出现更加迅速和严重。鉴别诊断包括肿瘤进展、并存的肝脏基础病、其他药物引起的肝损害等。

(三)易引起肝损伤的抗肿瘤药物

1.烷化剂

环磷酰胺可致暂时的转氨酶升高,停药后可恢复。卡莫司汀大剂量使用时,少数患者可产生肝毒性,表现为转氨酶、碱性磷酸酶及胆红素水平升高。尼莫司汀和洛莫司汀亦可引起肝毒性,表现为肝功能短期异常,常为可逆性。

2.抗代谢药

甲氨蝶呤可引起肝功能异常,静脉输注时间长、较大剂量时更易发生。长期小剂量用药可引起转氨酶及碱性磷酸酶升高、肝脂肪变性、纤维化及坏死性肝硬化等,停药后可恢复。氟脲苷进行肝动脉注射可引起硬化性胆管炎。长期大量使用6-巯基嘌呤可能引起肝功能损害,甚至出现黄疸,一般停药后可恢复。长期应用硫唑嘌呤也可致慢性肝内脂肪变性。阿糖胞苷偶尔可引起肝功能异常,出现转氨酶升高及轻度黄疸,停药后即可恢复,大剂量可引起阻滞性黄疸。

3.抗肿瘤抗生素类药

吡柔比星有时会引起肝功能异常,但不严重。放线菌素D可产生肝大及肝功能异常。少数患者在接受大剂量丝裂霉素治疗后,产生肝静脉阻塞性疾病,表现为进行性的肝功能损害、胸腔积液及腹水等。

4.植物来源的抗肿瘤药

长春地辛和长春瑞滨在少数患者中可引起转氨酶或碱性磷酸酶升高。依托泊苷偶可引起中毒性肝炎,出现黄疸及碱性磷酸酶升高。

5.其他抗肿瘤药

门冬酰胺酶通过分解肿瘤组织中的门冬酰胺而起抗肿瘤作用,可致肝功能异常,部分患者于用药后2周内出现,表现为转氨酶、碱性磷酸酶、胆红素升高,多可自行恢复,组织学检查可见肝脂肪病变。他莫昔芬可致非酒精性脂肪性肝炎。达卡巴嗪亦可致转氨酶的暂时升高,极少数患者可出现严重肝毒性,甚至可能导致死亡,主要表现为过敏性肝栓塞性静脉炎,并继发肝细胞坏死。

第七节 抗肿瘤药物的泌尿系统不良反应及防治

抗肿瘤药物引起的泌尿系统不良反应也是肿瘤化疗时常见的不良反应,主要表现为肾损害和出血性膀胱炎等。在制订抗肿瘤用药方案时,应充分认识到抗肿瘤药物对泌尿系统的影响,从而有效预防和减轻这些不良反应,提高患者的生存质量。本节对抗肿瘤药物引起的肾损害和出血性膀胱炎等泌尿系统不良反应的发生机制和防治方法进行介绍。

一、肾损害

随着临床治疗药物的发展,药源性疾病已逐渐成为导致死亡的重要原因之一。由于肾脏生理代谢功能的特殊性,大部分药物需要经过肾脏代谢或排泄,药物不良反应更易造成肾脏的损害。近年来,药物性肾损害的发生率呈上升趋势,临床资料显示,20%的成人急性肾衰竭与药物肾损害有关,而抗肿瘤药物是引起药物性肾损害的常见药物之一。因此,充分认识药物的肾损害、严格控制化疗药物剂量,对提高药物疗效、防止或降低药物性肾损害具有重要意义。

(一)肾损害的发生机制

肾脏是人体代谢和排泄的重要器官。由于大部分抗肿瘤药物及其代谢产物经肾脏排出体外,因而容易引起药物性肾损害。抗肿瘤药物所致的肾损害可分为直接性损害和间接性损害。

直接性损害是抗肿瘤药物通过其原形或代谢产物的直接细胞不良反应杀伤泌尿系统细胞,大多数抗肿瘤药物是通过该机制引起泌尿系统不良反应的。

间接性损害是对抗肿瘤药物敏感的肿瘤细胞在化疗后迅速大量崩解,其细胞内物质在经肾脏排泄过程中引起肾脏功能的损害。临床主要表现为以下 2 种方式。①肿瘤溶解综合征:增殖速度快的肿瘤细胞对抗肿瘤药物敏感性较高,化疗后肿瘤细胞迅速大量崩解,导致 K^+、Ca^{2+}、磷酸等细胞内物质大量释放到血液中,引起机体显著的代谢异常。大多在化疗开始 $24\sim48$ 小时发生,表现为高钾血症、高尿酸血症、高磷酸血症和低钙血症等。②尿酸性肾病综合征:在正常情况下,尿酸经肾小球过滤,在肾小管再吸收并分泌。当肿瘤细胞对抗肿瘤药物高度敏感时,化疗后可导致肿瘤细胞迅速崩解,产生大量尿酸,经肾小球过滤到输尿管,使尿酸浓度急速上升,远远超过尿液的溶解能力而在输尿管内结晶,从而引起输尿管闭塞,导致尿酸性肾病综合征。

肿瘤患者常存在多种易感因素,加重抗肿瘤药物的肾损害,这些易感因素包括以下几种。

1.已经存在肾实质疾病或肾功能损害

造成肾损害原因有多种,如放疗、高尿酸血症、高钙血症、高磷血症、感染或使用抗生素等。此外,多发性骨髓瘤、实质性肿瘤和肿瘤并发的副蛋白血症(如冷球蛋白血症、巨球蛋白血症)均可导致肾小球病变和肾功能不全。因此,在化疗实施前应全面评价肾实质损害和肾功能状态。

2.容量不足

肿瘤患者可因呕吐、腹泻等造成细胞外液容量不足,或因腹膜炎、肿瘤性胸腔积液、肠梗阻等造成有效循环容量不足。肝胆疾病和心力衰竭合并存在时也可加重药物肾损害。用于退热或止痛的环氧化酶抑制剂能破坏肾脏对容量不足的反应能力。因此,在使用有肾损害的抗肿瘤药物之前需恢复循环稳定,停用影响肾灌注的药物。

3.水、电解质紊乱

肿瘤患者常并发多种电解质紊乱,如低钠血症、高钙血症、低钾血症和低磷血症等。

4.尿路梗阻

前列腺、膀胱和盆腔肿瘤浸润或压迫,或腹膜后纤维可导致输尿管梗阻和膀胱流出道梗阻造成梗阻性肾病。尿路梗阻的症状隐匿,建议做尿路系统的影像学检查,以免漏诊。

抗肿瘤药物引起肾损害的发生机制因药物的不同而各有差异。顺铂引起的肾损害的发生机制有:①诱导氧化损伤。它主要是由两方面因素引起:一是氧自由基的大量生成;二是自由基清除剂减少或受到抑制。顺铂结构中亲核氨基可与水分子作用产生大量自由基,这些自由基作用于细胞膜可引起 Ca^{2+} 内流的增加,使细胞钙稳态失衡,从而使 Ca^{2+} 介导的一些代谢活化,造成细胞内代谢紊乱。另外,顺铂引起的内质网钙泵的活性增加也会造成细胞钙稳态失衡。自由基还可以损伤线粒体,产生活性氧簇。顺铂除了能够诱导产生大量的氧自由基之外,还能够诱发机体抗氧化水平降低,可能是通过降低血液中的还原型谷胱甘肽水平,导致机体对顺铂所产生的自由基的防护作用减弱。②诱导炎症反应。顺铂在体内引发的炎症反应在诱发肾损害过程中也发挥了重要作用,它在肾脏中诱发的炎症主要是由于肿瘤坏死因子-α引起的。顺铂在体内产生的羟自由基参与由 P38 信号通路介导的合成肿瘤坏死因子-α 的过程。③诱发细胞凋亡。顺铂可通过两种途径诱导肾小管上皮细胞凋亡,分别是由线粒体介导的内源性途径和由死亡受体介导的外源性途径。另外,在顺铂引发的肾小管上皮细胞凋亡中,内质网应激也发挥了一定的作用。内源性凋亡途径中,细胞色素 C 与凋亡蛋白酶激活因子结合形成凋亡蛋白酶激活因子/细胞色素 C 凋亡复合物,该复合物能够使半胱氨酸蛋白酶-9 激活,从而激活半胱氨酸蛋白酶-3,最终导致细胞凋亡。顺铂诱导的外源途径的细胞凋亡是某些配体与死亡受体结合后激活半胱氨酸蛋白酶-8,从而使半胱氨酸蛋白酶-3 激活,引起细胞凋亡。此外,顺铂还能激活肾小管上皮细胞中的内质网凋亡途径。有研究推测,顺铂与内质网细胞色素 P450 相互作用引起的氧化应激激活了半胱氨酸蛋白酶-12,导致半胱氨酸蛋白酶-9 的激活,从而激活半胱氨酸蛋白酶-3,引起肾小管上皮细胞凋亡。④引发肾血流动力学的改变。顺铂所致的肾脏损伤最初主要是肾小管的损伤,而最终也会造成肾小球功能的改变,原因可能与肾小管损伤后使肾血流量自身调节异常,影响肾小球血流有关。

甲氨蝶呤及其代谢产物的溶解度较小,在肾小管、集合管中可出现结晶、沉积,从而引起肾小管闭塞和损伤。大剂量甲氨蝶呤也可引起近端肾小管坏死致急性肾衰竭。近年来有人提出,比甲氨蝶呤的溶解度低 4 倍左右的代谢产物 7-羟甲氨蝶呤的沉积,可能是甲氨蝶呤引起肾损害的主要原因。

重组人白介素-2 导致全身血管通透性增加,血浆蛋白大量渗漏到组织间隙,引起血浆容量减少、肾血灌注不足和肾血流量减少,从而引起肾损害。

(二)肾损害的防治措施

1.非药物性手段

抗肿瘤药物肾损害防治的非药物性手段有以下几种。

(1)肾脏功能的评估:在化疗前应对肾功能进行恰当评估,尤其对高龄及一般状况较差的患者更应慎重对待,以期早期发现肾损害,尽早减量或停药,减轻肾损害的不良后果;比较常用的指标为血尿素氮、肌酐、$β_2$微球蛋白、内生肌酐清除率等;对检测肾小球功能而言,肌酐清除率的敏感性比血尿素氮、肌酐高,但稳定性不高,易受许多因素的影响,因此建议采用多个指标联合应用,综合评估。

(2)水化、利尿和碱化尿液:使用顺铂时的操作方法如下:为减少对肾的损害,在使用顺铂前及 24 小时内应给予充分水化。一般在大剂量顺铂(80～120 mg/m²)使用之前先补液,用生理盐水或 5% 葡萄糖注射液 1 000～2 000 mL,加 10%氯化钾 20 mL;顺铂给药之后继续输液5 000 mL(每 1 000 mL液体给氯化钾 20 mmol);输液从顺铂给药之前 12 小时开始,持续到顺铂滴完后 24 小时为止;为了促进利尿,输注顺铂之前先快速静脉滴注 20%甘露醇 125 mL,顺铂给药之后再给予20%甘露醇 125 mL 快速静脉滴注,并根据尿量适当使用呋塞米。用顺铂治疗过程中应监测血钾、血镁变化,注意保持水、电解质平衡。

使用大剂量甲氨蝶呤时的操作方法如下:在使用大剂量甲氨蝶呤化疗(每次用量在 20 mg/kg 或 1 g/m² 以上)时必须给予水化、碱化等辅助治疗措施,同时在大剂量滴注结束后必须用亚叶酸钙解救。为保证药物迅速从体内排出,用药当天及前后各 1 天应补充电解质、水及碳酸氢钠,使每天尿量在 3 000 mL 以上,pH 保持在 6.5 以上。

对于化疗敏感性肿瘤需进行预处理:为了有效防治尿酸性肾病综合征,一般主张在细胞毒性药物应用前 48 小时开始,持续到化疗结束后 48～72 小时,充分补充液体,并给予利尿药,保持尿量＞100 mL/h;每天静脉输注碳酸氢钠,碱化尿液,使尿液 pH＞7.0;每天口服别嘌醇 300～800 mg,规格为每片 0.1 g;禁用噻嗪类利尿药;尿 pH 为 7.5 时,尿酸可达最大溶解度,因此不需要过度碱化尿液。

(3)避免合用其他肾损害大的药物(如氨基糖苷类抗生素),可有效防止或减轻化疗药物对肾脏的损害。

2.药物性手段

如谷胱甘肽和细胞保护剂氨磷汀等。谷胱甘肽能够缓解部分抗肿瘤药物的泌尿系统不良反应。

细胞保护剂本身并无抗肿瘤作用,但与化疗或放疗合并应用时,能够保护机体正常细胞免受化疗的伤害,而不影响化疗药物或放疗的抗肿瘤效果。

氨磷汀是一种有机硫代磷酸盐,是一种广谱的细胞保护剂。它可以清除活性氧,促进 DNA 修复,用于减少顺铂等化疗药物引起的肾损害。氨磷汀经细胞表面碱性磷酸酶水解脱磷酸后转化为含有自由巯基的活性产物 WR-1065,WR-1065 又进一步分解代谢为半胱氨酸、亚磺酸和二硫化物 WR-33278,WR-1065 可以清除放疗、化疗产生的自由基,与铂类、烷化剂等的活性代谢产物结合而使其灭活。WR-33278 可以松解由拓扑异构酶导致的 DNA 超螺旋结构;WR-33278 和 WR-1065 与 DNA 核蛋白体结合,减少正常细胞的凋亡。由于正常组织中的碱性磷酸酶活性和 pH 高于肿瘤组织,使得肿瘤组织对氨磷汀和它的活性产物的摄取远远低于正常组织,从而选择性的保护正常组织。

注射用氨磷汀:规格为每支 0.5 g,静脉滴注。对于化疗患者,推荐使用的起始剂量为 $500\sim600$ mg/m^2,常用剂量为 800 mg/m^2,溶于 0.9% 氯化钠注射液 50 mL 中,在化疗开始前 30 分钟静脉滴注,15 分钟滴完。对于放疗患者,本品起始剂量为按体表面积 1 次 $200\sim300$ mg/m^2,溶于 0.9% 氯化钠注射液 50 mL 中,在放疗开始前 30 分钟静脉滴注,15 分钟滴完。

3.肾损害时抗肿瘤药物的剂量调整

许多抗肿瘤药物在肾脏代谢,当肾功能受到损害时,药物容易在体内蓄积,使得不良反应增加。根据患者的肾功能情况,可对一些抗肿瘤药物的剂量进行适当调整。

二、出血性膀胱炎

出血性膀胱炎是源自膀胱内的出血,化疗药物的应用是导致其发生的重要原因。

(一)出血性膀胱炎的发生机制

抗肿瘤药物环磷酰胺或异环磷酰胺在体内代谢产生丙烯醛,后者通过双键与膀胱黏膜形成共价结合,引起黏膜损伤,导致细胞坏死、出血及溃疡。

出血性膀胱炎的诊断和分度:诊断标准为尿频、尿急、尿痛及肉眼血尿或镜下血尿。分度:严重程度按世界卫生组织标准分为 3 度:Ⅰ度为镜下血尿,Ⅱ度为肉眼血尿,Ⅲ度为肉眼血尿伴血凝块。

(二)易引起出血性膀胱炎的抗肿瘤药物

容易引起出血性膀胱炎的化疗药物为环磷酰胺和异环磷酰胺。常规剂量口服环磷酰胺时,出血性膀胱炎的发生率大约为 10%;剂量高于 50 mg/kg 时,会

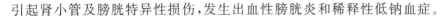

引起肾小管及膀胱特异性损伤,发生出血性膀胱炎和稀释性低钠血症。

异环磷酰胺引起的泌尿系统不良反应大致可分为肾近曲小管损伤和出血性膀胱炎两种类型,与单次剂量和累积量呈正相关。当剂量$\geq 2 \ g/m^2$时,容易出现泌尿系统不良反应;累积量$\geq 60 \ g/m^2$时,易导致 2.5 岁以下儿童发生重度肾衰竭。与顺铂联合应用时,可加重异环磷酰胺的泌尿系统不良反应。异环磷酰胺引起的出血性膀胱炎,临床主要表现为镜下或肉眼血尿。另外,由于肾近曲小管受损,可出现氨基酸尿、磷酸尿、糖尿、渗透压低、肾性尿崩症等表现。

(三)出血性膀胱炎防治措施

1.非药物性手段

(1)注意观察尿色及有无尿路刺激征等。观察尿量变化,定期做尿常规检查。

(2)水化、利尿、碱化尿液:水化时的日补液量达 3 000 mL 以上,合理调整液体滴数,使每天总液量于 24 小时内以恒定速度输入,保证有均匀较多的尿量持续冲洗膀胱,达到均匀稀释、排泄毒物,以减少对膀胱上皮的损伤。

(3)如果出血性膀胱炎病情较为严重,药物治疗效果不佳,则考虑采用高压氧治疗或者各种外科治疗手段。

2.药物性手段

美司钠是含有巯基的半胱氨酸化合物,也是一种细胞保护剂。美司钠能够有效降低出血性膀胱炎的发生率。防治机制为美司钠能与环磷酰胺、异环磷酰胺在体内的毒性代谢产物丙烯醛结合形成无毒物质,迅速从尿中排出,从而能预防该类药物引起的出血性膀胱炎的发生。由于美司钠的代谢及排泄比环磷酰胺、异环磷酰胺要快,因此与该类药物同时应用时需重复给药。另外,美司钠不影响环磷酰胺、异环磷酰胺的抗肿瘤效果。

美司钠注射液:规格 0.4 g/4 mL。本品成人常用量为环磷酰胺、异环磷酰胺剂量的 20%,静脉输注,给药时间为 0 时段(即应用抗肿瘤药物的同一时间)、4 小时后及 8 小时后的时段。

参考文献

[1] 刘平.精编药理学与临床药物治疗[M].长春:吉林科学技术出版社,2019.

[2] 葛洪.新编临床药物学[M].长春:吉林科学技术出版社,2019.

[3] 郎丰山.实用药物应用与临床[M].天津:天津科学技术出版社,2018.

[4] 刘冰,毕艳华,李聃.实用药物治疗学[M].长春:吉林科学技术出版社,2019.

[5] 都述虎,冯雪松,曹伶俐,等.药物分析[M].武汉:华中科技大学出版社,2020.

[6] 唐士平.药物学基础与临床常用药物[M].北京:金盾出版社,2020.

[7] 赵志宇.药物与临床[M].长春:吉林科学技术出版社,2018.

[8] 李雄.临床药物治疗学[M].北京:中国医药科技出版社,2018.

[9] 刘俊.临床实用药物新编[M].昆明:云南科技出版社,2018.

[10] 贺大伟,张哲,纪坤.临床药物治疗学[M].天津:天津科学技术出版社,2018.

[11] 韩英.临床药物治疗学[M].北京:人民卫生出版社,2020.

[12] 张艳.现代临床实用药物学[M].长春:吉林科学技术出版社,2019.

[13] 陈惠.临床药物学[M].昆明:云南科技出版社,2018.

[14] 杨宝学,张兰.实用临床药物学[M].北京:中国医药科技出版社,2018.

[15] 王生寿.新编临床药理及药物应用[M].长春:吉林科学技术出版社,2019.

[16] 刘传夫.临床常见病诊断与用药[M].长春:吉林科学技术出版社,2020.

[17] 刘则宗.临床内科疾病诊疗与合理用药[M].长春:吉林科学技术出版社,2020.

[18] 郭勇,李政,陈霞玲,等.临床药物治疗学[M].北京:科学技术文献出版社,2019.

[19] 滕佳林.中药学[M].济南:山东科学技术出版社,2020.

[20] 姚文山.国家基本药物临床应用指南[M].天津:天津科学技术出版社,2019.

[21] 曾昭龙.实用临床中药学[M].郑州:河南科学技术出版社,2020.

[22] 马艳红,赵廉栋,郭晛.中药基础与应用[M].沈阳:辽宁科学技术出版社,2020.

[23] 贺玉莲.最新临床药物指南[M].昆明:云南科技出版社,2019.

[24] 吴平.药物学基础与临床常用药物[M].哈尔滨:黑龙江科学技术出版社,2019.

[25] 李焕德.临床基本药物手册[M].长沙:湖南科学技术出版社,2017.

[26] 刘宝枚.临床药理与药物治疗应用[M].北京:科学技术文献出版社,2018.

[27] 王燕.现代药物临床诊疗[M].北京:科学技术文献出版社,2019.

[28] 岳桂华,范丽丽.传统中药临床应用大全[M].北京:化学工业出版社,2020.

[29] 尚宪军.实用临床中药学[M].天津:天津科学技术出版社,2020.

[30] 王永耀.中药理论学研究[M].沈阳:辽宁科学技术出版社,2019.

[31] 罗震旻,陈吉生.国家基本药物制度管理与实践[M].北京:科学出版社,2020.

[32] 谭晓莉.常用药物临床特点与合理应用[M].北京:中国纺织出版社,2019.

[33] 张爱华.药物学基础与临床[M].哈尔滨:黑龙江科学技术出版社,2020.

[34] 齐元富,李秀荣.现代中医肿瘤防治学[M].济南:山东科学技术出版社,2020.

[35] 王以光,王勇.抗生素生物技术[M].北京:化学工业出版社,2019.

[36] 钟建勋,都胜男,程虹.高血压及其合并症的药物治疗进展[J].临床药物治疗杂志,2021,19(2):70-75.

[37] 阙浩然.抗心律失常药物治疗心律失常的效果分析[J].世界最新医学信息文摘,2020,20(23):95,98.

[38] 邢绪扬,王孝春,何伟.肿瘤免疫治疗及其药物研发进展[J].中国药科大学学报,2021,52(1):10-19.

[39] 臧巧真.中药合理使用与临床疗效分析[J].中国高新科技,2021,(4):118-119.

[40] 王栋梁,宋海栋,许可,刘如恩.新型抗癫痫药物临床应用研究[J].中国医学科学院学报,2019,41(4):566-571.